W0260193

Gerald Gatterer
Antonia Croy

Geistig fit ins Alter 2

Neue Gedächtnisübungen

Springer-Verlag Wien GmbH

Dr. Gerald Gatterer
Schloßmühlgasse 22, A-2351 Wiener Neudorf, Tel. 02236 63 752
E-Mail: gerald@gatterer.at

Mag. Antonia Croy
Reisnerstraße 41, A-1030 Wien, Tel. 01 713 62 08
E-Mail: antoniacroy@via.at

Gestaltung und DTP:
Herbert Stadler / BfAM

© 2004 Springer-Verlag Wien
Originally published by Springer-Verlag/Wien 2004
springer.at

Umschlagbild: Stone / Great-grandfather playing checkers with girl / Alan Hicks

Gedruckt auf säurefreiem, chlorfrei gebleichtem Papier – TCF
SPIN: 10920404

Bibliografische Information der Deutschen Bibliothek
Die Deutsche Bibliothek verzeichnet diese Publikation in der Deutschen Nationalbibliografie; detaillierte bibliografische Daten sind im Internet über http://dnb.ddb.de abrufbar.

ISBN 978-3-211-00822-5   ISBN 978-3-7091-0586-3 (eBook)
DOI 10.1007/978-3-7091-0586-3

Liebe Leserinnen und Leser,

wer von uns möchte nicht bis ins hohe Alter geistig und körperlich fit und aktiv sein? Damit uns das auch gelingt, muss jeder von uns seinen Beitrag dazu leisten. Wie unsere Muskeln, die durch Bewegungsmangel Substanz abbauen, ist auch unser Gehirn nicht so leistungsfähig, wenn wir es nicht laufend fordern und trainieren.

Neben regelmäßiger sportlicher Betätigung ist geistiges Training Voraussetzung für den langen Erhalt von Gesundheit und Wohlbefinden. Gerade bei krankheitsbedingten geistigen Problemen ist es wichtig, die noch vorhandenen Fähigkeiten zu nutzen, zu erhalten und sogar zu verbessern. Auch wenn vieles vielleicht nicht mehr so leicht fällt, ist es nie zu spät, mit dem geistigen Training zu beginnen! So ist z.B. geistige Schulung neben der medikamentösen Behandlung auch ein wichtiger Teil in der Therapie bei Demenzerkrankungen.

Mit diesem Gedächtnisübungsbuch können Sie sich geistig fit halten. Manche Übungsbeispiele werden Ihnen leicht fallen, andere hingegen sind schwieriger. Versuchen Sie, alle Übungen durchzuarbeiten. Die Reihenfolge ist dabei unwesentlich. Lassen Sie sich nicht entmutigen, auch wenn manche Übungen nicht auf Anhieb klappen. Falls Sie eine Übung nicht schaffen, versuchen Sie es doch mit einer anderen Aufgabe und wiederholen Sie die schwierige Übung zu einem späteren Zeitpunkt.

Kopieren Sie die einzelnen Übungsbeispiele. So können Sie viele Aufgaben auch öfters wiederholen. Überfordern Sie sich jedoch auf keinen Fall!
Ein tägliches Training von 15 bis 20 Minuten ist ausreichend, um sich geistig fit zu halten. Sie können auch zusammen mit Freunden oder Verwandten die Übungen durcharbeiten.

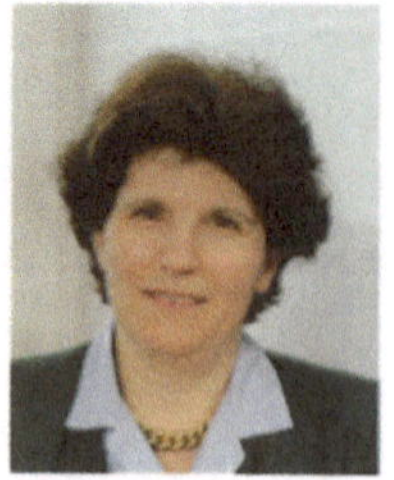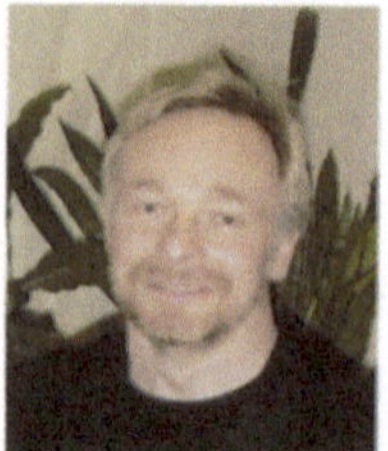

Antonia Croy   Dr. Gerald Gatterer

Achten Sie bitte auf eine ruhige, entspannte und ablenkungsfreie Atmosphäre bei der Durchführung der Übungen. Nehmen Sie sich genügend Zeit, machen Sie Pausen und setzen Sie sich nicht unter zu starken Leistungsdruck. In erster Linie sollten Ihnen die Übungen Spaß machen, der Erfolg stellt sich durch regelmäßiges Training ein.

Sollten Sie feststellen, dass Sie bei der Lösung vieler Aufgaben große Schwierigkeiten haben, wäre es sinnvoll, dies durch eine medizinische und psychologische Untersuchung abklären zu lassen.

Wir wünschen Ihnen viel Spaß und Erfolg unter dem Motto „Geistig fit ins Alter".

Antonia Croy
Psychotherapeutin,
Fachtherapeutin für kognitives Training,
Präsidentin der Selbsthilfegruppe
Alzheimer Angehörige Austria

Univ.-Lekt. Dr. Gerald Gatterer
Gesundheitspsychologe,
Psychotherapeut,
Leitender Psychologe
Geriatriezentrum am Wienerwald

Aspekte des Alterns
Altern ist ein Prozess, der sowohl biologisch/körperliche, soziale, psychologische aber auch umweltabhängige Faktoren betrifft. Um fit zu altern sollten Sie folgende Aspekte beachten:

Kalendarisches Alter: Dies ist Ihr Alter in Jahren. Oft wird die Bedeutung des Lebensalters überbewertet. Man ist nie zu alt, um Neues zu lernen, Probleme zu lösen oder neue Beziehungen zu knüpfen. Rein kalendarisch gibt es keinen Grund sein Leben nicht aktiv zu bewältigen.

Biologisches Alter: Wie alt ist Ihr Körper? Halten Sie sich körperlich fit? Gegen biologische Alterungsprozesse gibt es bereits viele medizinische Hilfen. Generell sind aber eine gesunde, nicht einseitige Ernährung, ausreichend Bewegung, das Vermeiden von Alkohol und Nikotin und eine regelmäßige medizinische Vorsorge und Therapie von Krankheiten die wesentlichsten biologischen Faktoren für ein gesundes Altern.

Psychologisches Alter: Wie alt fühlen Sie sich? Dieser Faktor hat oft sehr wesentliche Auswirkungen auf das Verhalten älterer Menschen. Weil man sich dafür zu alt fühlt, tut man viele Dinge nicht mehr, obwohl sie Spaß machen würden. Positives Altern heißt aus psychologischer Sicht alle Fähigkeiten und Fertigkeiten zu nützen und im Alltag einzusetzen. Das beinhaltet geistiges Training, den Aufbau und das Erhalten sozialer Kontakte, aber auch das Erwerben einer positiven bejahenden Lebenseinstellung. Man ist immer so alt, wie man sich selbst macht und fühlt!

Soziales Alter: Mit dem Ausscheiden aus dem Berufsleben geht oft ein wichtiger Lebensabschnitt zu Ende. Oft gehen damit verbunden wichtige soziale Beziehungen und Kontakte, aber auch Rollen und Funktionen verloren. Insofern ist es wichtig, rechtzeitig neue Aufgaben, Hobbies und Kontakte aufzubauen um sozialer Isolation vorzubeugen. Nützen Sie die Chancen, die sich Ihnen als älterer Mensch auch in der Pension bieten, da dieser Lebensabschnitt derzeit fast 30 Jahre beträgt.

Das vorliegende Trainingsbuch soll einerseits aktiven älteren Menschen helfen, sich besser auf den Prozess des Alterns vorzubereiten und geistig fit zu bleiben. Dies geschieht primär durch die Übungen der Abschnitte A und B. Andererseits sind aber im Abschnitt C auch Übungen enthalten, die bei bestehenden Abbauerscheinungen, ergänzend zu medizinischen und milieutherapeutischen Maßnahmen eine aktive

Krankheitsbewältigung ermöglichen und ein rascheres Fortschreiten des geistigen Abbaues verhindern sollen. Im Abschnitt C finden sich auch Hinweise für die Durchführung von Realitäts-Orientierungs-Programmen.

Im vorliegenden Buch werden im ersten Abschnitt Übungen zur Vorbeugung von Alterungsprozessen angeboten, die sich auf die Bereiche „Geschwindigkeit der Informationsverarbeitung, Neulernen, logisches Denken und Wahrnehmung" beziehen. Der zweite Teil beinhaltet Übungen, die primär dem Bereich des Allgemeinwissens, der Erfahrung und gut eintrainierten Fähigkeiten entnommen wurden und somit auch bei bestehenden geistigen Defiziten ein Training ermöglichen. Der dritte Abschnitt bietet Angehörigen und professionellen Helfern im Altenbereich praktische Tipps für den Umgang mit Personen mit dementieller Erkrankung.

2. Intelligenzleistungen und Gedächtnis im Alter

Oft wird fälschlicherweise angenommen, dass im höheren Lebensalter die Intelligenzleistungen generell abnehmen. Das trifft aber nicht zu. Vielmehr entwickeln sie sich sehr unterschiedlich und dieser Prozess ist von vielen Faktoren abhängig. So sind z.B. gut eintrainierte Fähigkeiten bis ins hohe Lebensalter erhalten und auch verbesserbar.

Generell zeigt sich, dass im Alter einzelne Intelligenzleistungen („Speed-Funktionen") nachlassen. So sind etwa die Geschwindigkeit der Informationsverarbeitung, das Neulernen, die Fähigkeit zur raschen Problemlösung und verschiedenste andere

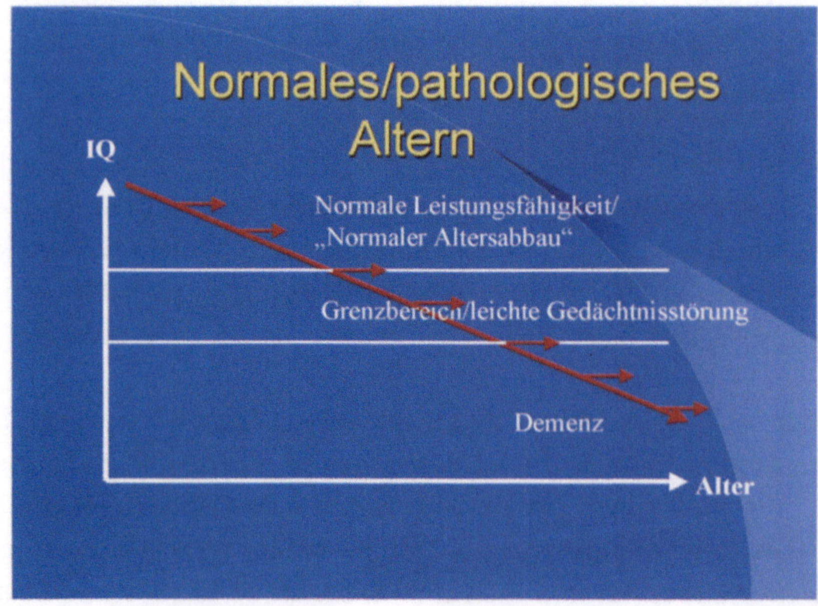

Leistungen, die mit dem Neuerwerb von Wissen verbunden sind, einem stärkeren Abbau unterworfen. Dies wird oft auch mit dem Begriff der „Altersvergesslichkeit" oder dem modernen Begriff der „leichten kognitiven Beeinträchtigung" gleichgesetzt. Gut eintrainierte Fähigkeiten („Power-Funktionen") sind hingegen stärker bildungs-, erfahrungs- und übungsabhängig und können bis ins hohe Lebensalter stabil bleiben oder durch Übung auch gesteigert werden. Dazu gehören das Allgemeinwissen, lebenspraktische Fertigkeiten und viele soziale Fähigkeiten.

Beim Gedächtnis sehen wir, dass das unmittelbare Behalten von Informationen (Primärgedächtnis) einem relativ geringen Altersabbau unterworfen ist. Probleme treten eher dort auf, wo Wissen rasch abgerufen werden soll bzw. eine Neuorientierung erfolgen muss. Das Altgedächtnis hingegen hält gut bis ins hohe und höchste Lebensalter. Mit dem Alter steigt jedoch auch das Risiko an einer Demenz zu erkranken. Darunter versteht man eine Abnahme der Intelligenzleistungen durch das krankhafte Absterben von Gehirnzellen. Die Ursachen hierfür sind vielfältig und reichen von genetischen Faktoren, über verschiedenste Krankheiten bis zu Umweltfaktoren.

Nach neuen Untersuchungen hat geistiges fit Halten eine positive Auswirkung auf das Verhindern bzw. Hinausschieben einer Demenzerkrankung.

3. Wie arbeitet unser Gedächtnis?

Viele Dinge an die wir uns erinnern sind kein fix gespeichertes Bild sondern entstehen durch das Verknüpfen von vielen Einzelinformationen, die oft in unterschiedli-

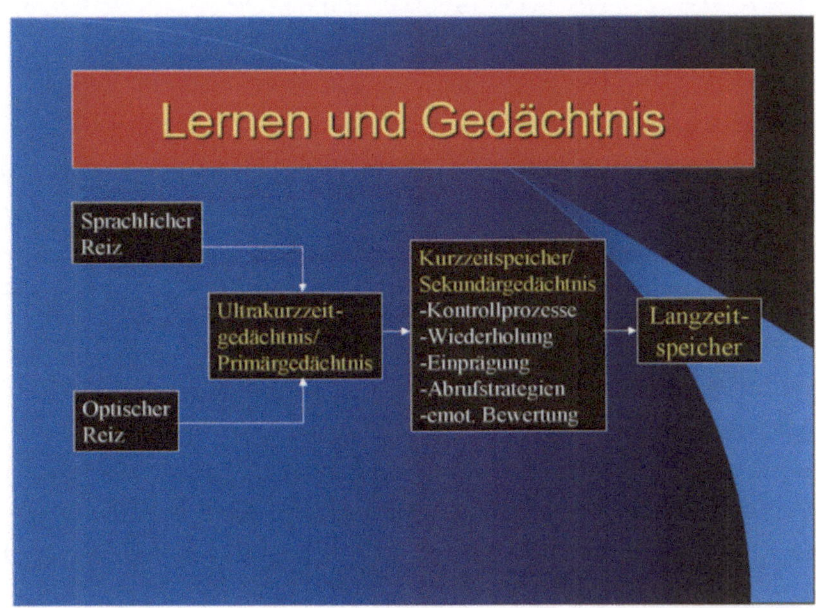

chen Bereichen des Gehirns gespeichert sind. Um dies zu veranschaulichen soll an dieser Stelle kurz die Wahrnehmung und Speicherung von Informationen vereinfacht dargestellt werden.

Wahrnehmung: Damit Information gespeichert und weiterverarbeitet werden kann muss sie zunächst einmal über unsere Sinne wahrgenommen werden. Dies erfolgt über unsere Sinnesorgane (Augen, Ohren, Haut,...) und stellt somit den ersten Schritt zum Speichern im Gedächtnis dar. Dies geschieht aber nicht direkt sondern über Zwischenschritte. Die meisten Informationen werden über das Auge aufgenommen, dann folgt das Ohr. Die sinnliche Wahrnehmung stellt allerdings kein direktes Abbild der Realität dar, wie etwa ein Foto, sondern eine gefilterte und durch eigene (Vor.)Erfahrungen veränderte (subjektiv). Die Grundlage für diese Prozesse sind also einerseits unsere Sinnesorgane auf der Seite der Wahrnehmung und unser Gehirn mit seinen Nervenzellen zur Speicherung dieses Wissens. Die unterschiedlichen Lernfähigkeiten von Menschen hängen somit einerseits von deren Fähigkeit zur Wahrnehmung von Informationen, aber auch zum Speichern von Wissen ab. Ein Teil davon ist durch die Erbanlage (Genetik) bestimmt. Für die tatsächliche Ausformung spielen aber auch viele Umweltfaktoren und gezieltes Training eine wesentliche Rolle. Dadurch kommt es zu mehr Nervenverbindungen im Gehirn und Wissen wird besser gespeichert. Je älter der Mensch wird umso schwieriger wird es, neue Vernetzungen zu bilden obwohl dies prinzipiell bis ins hohe Alter möglich ist. Insofern ist es also wesentlich seine geistigen Fähigkeiten bereits ab der Kindheit und bis ins hohe Alter zu trainieren.

Informationsverarbeitung und sensorischer Speicher: Auf unsere Sinnesorgane strömt eine Fülle von Informationen ein. Nicht alles davon wird auch von uns wahrgenommen. Zunächst kommt die Information in den sensorischen Informationsspeicher (Wahrnehmungsspeicher) der bereits unwichtige Informationen herausfiltert ohne dass wir selbst es oft bemerken. Dies ist eine Schutzmaßnahme, um unser Gehirn nicht zu überfordern. Nur ein Teil der Informationen kommt in das Kurzzeitgedächtnis und kann dort nebeneinander und gleichzeitig für etwa 10-20 Sekunden automatisch gespeichert werden um dann wieder zu verblassen, wenn sie nicht als besonders wichtig und für eine weitere Speicherung eingestuft werden. Dieses Gedächtnis hat einen Umfang von etwa 7 Einheiten und wird etwa beim Behalten von Telefonnummern oder bei Gesprächen benötigt. Insofern ist es also auch wichtig neues Wissen zu ordnen und zu strukturieren.

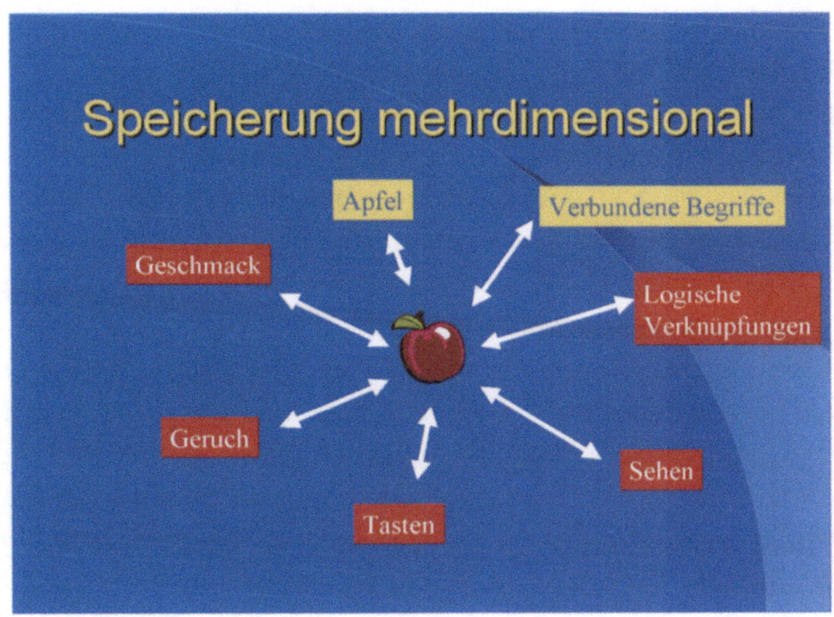

Nur ein kleiner Teil dieser Informationen wird in den mittelfristigen Speicher übernommen. Dies sind entweder von uns als besonders wichtig eingestufte oder auch stärker emotional besetzte Informationen. In diesem Speicher können Informationen einige Stunden bis zu einigen Tagen erhalten bleiben. Aber auch aus diesem Speicher gehen die Informationen wieder verloren, wenn wir sie nicht weiterverarbeiten, wiederholen oder anders strukturieren bzw. besonders betonen.

Nur ein relativ kleiner Anteil kommt in unser Langzeitgedächtnis, wo Wissen durch biologische Veränderungen wahrscheinlich für immer gespeichert wird.

Wissen wird dabei aber ebenfalls nicht eins zu eins abgespeichert sondern mit bereits bestehenden Inhalten verknüpft. Man kann sich dies wie bei einer Bibliothek vorstellen, wo Grundablagestrukturen gebildet werden und Neues sinnvoll eingeordnet wird. Fehler oder Schwierigkeiten beim Abrufen können deshalb sowohl durch Probleme bei der Verarbeitung, der Strukturierung oder der direkten Speicherung bzw. dem Abrufen (nicht finden) bedingt sein. Das Langzeitgedächtnis dürfte infolge der Zahl von Nervenzellen in unserem Gehirn nahezu unerschöpflich sein. Trotzdem ist es für die Vereinfachung der Verarbeitung von Informationen sinnvoll diese möglichst gut zu strukturieren um ein einfaches Abrufen zu ermöglichen. Dies besteht z.B. darin, einzelne Informationen zu Gruppen zusammenzufassen, logische Verbindungen zu anderen Inhalten herzustellen, sie emotional zu koppeln oder mit bildhaften Inhalten zu verbinden. Dies gelingt umso besser, je besser unser Gedächtnis trainiert wird.

4. Grundüberlegungen zu therapeutischen Maßnahmen bei kognitiven Störungen im Alter

Die Therapie kognitiver Störungen im Alter fußt prinzipiell auf vier Säulen.

- **Auf der Therapie der organischen Grundlagen der Störung.** Diese können vielfältig sein und bedürfen deshalb einer genauen medizinischen Abklärung. Hauptursachen stellen Durchblutungsstörungen, dementielle Erkrankungen und Depressionen dar. Aber auch Ernährungsgewohnheiten wie Alkohol, Rauchen oder zu wenig Flüssigkeit können negative Auswirkungen auf das Gedächtnis haben. Die Alzheimersche Krankheit stellt mit einem Anteil von etwa 50% aller Demenzen die größte Gruppe dar. Gerade bei dementiellen Symptomen (auch im Rahmen einer Alzheimerschen Erkrankung) können durch frühzeitige Diagnostik und den Einsatz moderner Medikamente (Antidementiva, Cholinesterasehemmer, Behandlung der Grundkrankheit,...) deutliche Besserungen der Symptomatik erzielt werden. Ähnlich verhält es sich bei depressiven Erkrankungen durch die Verordnung von neuen Antidepressiva (z.B. Serotonin/Noradrenalin-Wiederaufnahmehemmer). Die Therapie sollte jedoch erst nach einer genauen Diagnostik (Medizin/Psychologie), am besten im Rahmen einer Memory-Klinik, erfolgen.

- **Auf dem Training der geistigen Leistungen** wie sie in diesem Buch beschrieben werden bzw. auf der psychologisch/psychotherapeutischen Begleitung der betroffenen Person.

- **Wichtig ist auch die Förderung sozialer Kontakte,** die Integration und Betreuung der Angehörigen sowie der Aufbau eines sozialen Netzes. Auf diesen Bereich wird im Abschnitt C noch genauer eingegangen.

- Als letzter wichtiger Bereich der **Therapie ist der Lebensraum des Betroffenen** anzusehen. Gerade bei ausgeprägten Störungen der geistigen Leistungsfähigkeit sind Sicherungsmaßnahmen der Wohnung, Tagesbetreuung, Orientierungshilfen und etwa bei Alzheimerpatienten mit starken psychiatrischen Auffälligkeiten auch stationäre und teilstationäre Betreuungsformen notwendig.

Generell kann jedoch bei einer rechtzeitig eingeleiteten kombinierten Therapie auch bei einer Demenz vom Alzheimertyp eine Verzögerung des Krankheitsverlaufes, ein längeres Verbleiben in der eigenen Wohnung und eine Verbesserung der Lebensqualität und Selbständigkeit erreicht werden. Viele Gedächtnisstörungen im Alter sind jedoch durch mangelndes geistiges Training bedingt weshalb gerade diesem Aspekt besondere Bedeutung beigemessen werden sollte.

5. Wie wirkt Gedächtnistraining?

Von Geburt an lernen wir Fähigkeiten und Fertigkeiten. Dabei werden in unserem Gehirn elektrische, biochemische und organische Veränderungen der Nervenzellen ausgelöst. Vereinfacht kann man sagen, dass unser Gehirn erst durch lernen und trainieren „fertig wächst" und funktionsfähig wird. Durch Training wird die Reizübertragung in unserem Gehirn verbessert, da mehr Nervenverbindungen geschaffen werden und mehr Botenstoffe (Neurotransmitter) produziert werden.

Weiters können verschiedenste Techniken uns helfen, Informationen besser zu verarbeiten und damit auch zu speichern. Als wesentlichste Faktoren können hier das Strukturieren, das Speichern über mehrere Sinneskanäle (sehen, hören, emotional,...) sowie das Verbinden mit vorbestehenden Inhalten angeführt werden.

Bevor Sie mit dem Training beginnen, möchten wir Ihnen noch einige praktische Hinweise geben:

- Nehmen Sie Ihr Alter und seine Begleiterscheinungen an und versuchen Sie die Fähigkeiten zu nützen die Sie haben.
- Wenn Sie stärkere Probleme beim Training haben konsultieren Sie einen Arzt oder Psychologen. Verdrängung von Problemen führt häufig zu größeren Problemen als eine Behandlung.
- Sehen Sie Gedächtnistraining als einen wesentlichen Faktor für die geistige Fitness an. So wie körperliches Training für die körperliche Fitness.
- Üben Sie regelmäßig, am besten täglich, möglichst zur gleichen Zeit und am gleichen Ort. Wählen Sie eine Tageszeit, zu der Sie sich wohl fühlen und entspannt sind.
- Sorgen Sie für eine gute Beleuchtung, eine angenehme Sitzposition und eine ablenkungsfreie Umgebung (keine laute Musik oder laufender Fernseher im Hintergrund).
- Achten Sie auf ausreichende körperliche Bewegung, diese erhält Ihre körperliche Fitness. Sie fördert die Hirndurchblutung und ist ein guter Ausgleich zur geistigen Tätigkeit.
- Trainieren Sie auch manchmal in einer kleinen Gruppe mit Freunden oder Bekannten. Das ist anregend und motivierend, vor allem wenn man es zu einem „sozialen Spiel" macht.
- Setzen Sie sich selbst bzw. Ihre Angehörigen nicht unter Zeit- oder Leistungsdruck. Die Übungen sollen Ihnen Spaß machen und nicht zu einer Überforderung oder Belastung führen.

- Versuchen Sie auch im Alltag Ihre geistigen Leistungen zu trainieren. Bei manchen Übungen sind auch praktische Tipps für das Training von Konzentration und Merkfähigkeit im Alltag angeführt.
- Beachten Sie auch, das eine falsche Ernährung und nicht ausreichende Flüssigkeitszufuhr, aber auch beeinträchtigtes Seh- oder Hörvermögen, sowie die Einnahme von bestimmten Medikamenten und Alkohol Ihre Konzentrations- und Lernfähigkeit negativ beeinflussen können. Ebenso wirkt sich Rauchen negativ auf die Sauerstoffversorgung des Gehirns und damit die geistige Leistungsfähigkeit aus.

Nun wünschen wir Ihnen noch viel Freude und Erfolg beim geistigen Training!

Vorübung

Das vorliegende Gedächtnisbuch beinhaltet Übungen für drei Schwierigkeitsberei-
che. Um den für Sie richtigen herauszufinden sind diese Vorübungen gedacht.
Machen Sie diese genau so wie vorgegeben. Auch wenn Sie Fehler machen! Es
bringt nichts sich zu überfordern. Das Ergebnis das Sie bei dieser Vorübung errei-
chen definiert Ihren Anfangsbereich. Beginnen Sie auf jeden Fall dort und nicht bei
einer schwierigeren Aufgabengruppe.
Auch wenn Sie nicht sofort mit der schwersten Stufe beginnen macht das gar nichts.
Sie können durch regelmäßiges Üben später in die höhere Stufe aufsteigen ohne
sich zu überfordern.
Nehmen Sie sich eine Minute Zeit und versuchen Sie, sich die unten angeführte
Zahlenreihe einzuprägen. Versuchen Sie dann diese Zahlenreihe aus dem Gedächt-
nis in der richtigen Reihenfolge niederzuschreiben. Beginnen Sie bei der ersten Zahl.
Wenn Sie einen Fehler machen dürfen Sie die weiteren Zahlen nicht mehr zählen.

6   9   0   8   5   4   3   1   7   2

**Decken Sie jetzt die Zahlenreihe zu und schreiben Sie diese aus dem
Gedächtnis auf.**

- -

Falls Sie weniger als 7 richtig hatten versuchen Sie es noch einmal.

Decken Sie jetzt die Zahlenreihe nochmals zu und schreiben Sie diese ein zweites
Mal aus dem Gedächtnis auf.

- -

Einstufung:

Mehr als 7 richtige Zahlen bei einer Wiedergabe in der richtigen Reihenfolge
    Beginnen Sie mit den Übungen des Aufgabenbereichs A.
4 bis 7 richtige Zahlen Beginnen Sie mit den Übungen des Aufgabenbereichs B.
0 bis 3 richtige Zahlen Beginnen Sie mit den Übungen des Aufgabenbereichs C.
    Suchen Sie bitte zur weiteren Abklärung der Gedächtnisstörung Ihren Arzt
    bzw. einen Psychologen auf.

Übung 1: Konzentrationsfähigkeit – Umstellbarkeit

Sie sehen unten einen Text.

Gehen Sie diesen Text Wort für Wort durch und übertragen Sie jedes Wort einzeln aus dem Gedächtnis in die Spiegelschrift. Also z.B.: Viele ... eleiV.

Decken Sie am besten die Worte nach dem Durchlesen mit einem Blatt Papier ab. Falls Sie bei dieser Übung starke Probleme haben wechseln Sie zu Aufgabenbereich B!

Viele .... Menschen .... glauben ....,

dass .... im .... Alter .... alles ....

schlechter .... wird .... Das .... ist ....

aber .... nicht .... richtig .... Auch ....

im .... Alter .... können .... viele ....

Leistungen .... durch ....

regelmäßiges .... Training ....

erhalten .... oder .... auch ....

verbessert .... werden ....

Das .... gilt .... sowohl ....

für .... den .... Körper .... aber ....

auch .... für .... den .... Geist .... So ....

zeigen .... Untersuchungen ....

bei .... alten .... Menschen .... ,

dass .... die .... Personen ...., die ....

sich .... körperlich .... und ....

geistig .... fit .... halten ....

gesünder ...., aktiver .... und ....

zufriedener .... altern .... Aber ....

nicht .... nur .... Training .... und ....

Üben .... sind .... wichtig ....

Vor .... Allem .... das .... Teilnehmen .... an ....

den .... alltäglichen .... Dingen ....

beugt .... Altersbeschwerden ....

durch .... Isolation .... und ....

Vereinsamung .... vor .... So ....

sind .... etwa .... der ....

Computer .... und .... das ....

Internet .... eine .... große ....

Herausforderung .... für .... viele ....

ältere .... Menschen .... Deshalb ....

gilt .... die .... Devise .... „geistig ....

fit .... ins .... Alter ...." . Viel .... Spaß ....

bei .... den .... Übungsaufgaben ....

Auch .... wenn .... manches ....

vielleicht .... schwieriger .... ist ....

Setzen Sie nun mit Aufgabe A2 fort.
Wenn Sie weitere Übungen zu diesem Bereich machen wollen, nehmen Sie einfach
einen etwa 10–15zeiligen Artikel aus der Tageszeitung.

Übung 2: Mittelfristiges Gedächtnis

Sie finden nun den Text von vorhin nochmals dargestellt. Allerdings immer nur den ersten Teil des Satzes. Der zweite Teil soll von Ihnen ergänzt werden. Wenn Sie einzelne Sätze nicht mehr genau wissen, lesen Sie den ganzen Text einfach nochmals durch und machen Sie es ein zweites Mal. Falls Sie bei dieser Übung starke Probleme haben machen Sie als Vorübung zuerst Übungsaufgabe B2.

Viele Menschen glauben, ...

....

....

Das ist aber ....

Auch im Alter können viele Leistungen durch ....

....

....

Das gilt sowohl für den ....

....

....

So zeigen Untersuchungen bei alten Menschen, ...

....

...., **aktiver und zufriedener altern.**

Aber nicht nur Training ....

....

....

Vor allem das Teilnehmen an den alltäglichen Dingen beugt ....

....

....

So sind etwa der Computer ....

....

Deshalb gilt die Devise „...“.

Viel Spaß bei den ....

....

Auch wenn manches ....

....

Übung 3: Gedächtnis

1) Lesen Sie eine der folgenden Wortlisten einmal durch. Decken Sie dann die Liste
ab und versuchen Sie sie aus dem Gedächtnis zu reproduzieren. Wenn Sie sich nicht
alle Worte gemerkt haben wiederholen Sie einfach den Vorgang bis Sie sich alle gemerkt haben. Machen Sie das selbe mit der nächst folgenden Wortliste. Die Listen
werden immer länger. Beginnen Sie mit der kürzesten. Falls Sie bereits bei der kürzesten Liste Problem haben, wechseln Sie zu Aufgabenbereich B.

Liste 1	Liste 2	Liste 3
Auto	Zwetschke	Kleid
Orange	Kirche	Mixer
Kuh	Sessel	Stall
Fluss	Kühlschrank	Ofen
Frau	Geranie	Buche
Dorf	Baum	Polster
Geld	Sonne	Stock
	Wildschwein	Tulpe
		Wiese

2) Wenn Sie zwei Listen gelernt haben, versuchen Sie sich an die als erste gelernte
Liste zu erinnern. Es ist ganz natürlich, dass Sie dabei nicht mehr alle Worte wissen.

3) Wenn Sie alle Listen gelernt haben, lesen Sie sich nochmals die erste Liste durch.
Daran anschließend die nächst folgende. Versuchen Sie dann sich an die erste Liste
zu erinnern. Wiederholen Sie den Vorgang bis Sie die erste Liste vollständig reproduzieren können. Gehen Sie erst dann zu den zwei nächsten Listen weiter, bis Sie die
jeweils erste Liste richtig wiederholt haben.

Liste 4	Liste 5	Liste 6
Hose	Haus	Hirsch
Teich	Tanne	Fichte
Schüssel	Hammer	Zange
Geige	Boot	Segel
Kino	Eiche	Orgel
Kiste	Tasse	Löffel
Wasser	Kasten	Wein
Fenster	Tee	Orange
Hand	Koch	Kellner
Tonne	Wolke	Regen
	Nelke	Rose
		Kind

4) Weitere Übungen: Sie können selbst Listen erstellen.
Wählen Sie einfach Worte aus dem Wörterbuch.
Üben Sie primär die Listenlänge, bei der Sie Probleme haben.
Gehen Sie erst weiter, wenn Sie diese geschafft haben!

Übung 4: Geteilte Aufmerksamkeit

Bei dieser Aufgabe sollen Sie Zahlen und Buchstaben miteinander verbinden und zwar abwechselnd.

1) Beginnen Sie mit der Zahl 1, ziehen Sie dann eine Linie zu A, von dort zu 2, dann zu B, zu 3, zu C,....
Falls Sie bei dieser Übung starke Probleme haben, wechseln Sie zu Aufgabenbereich B.

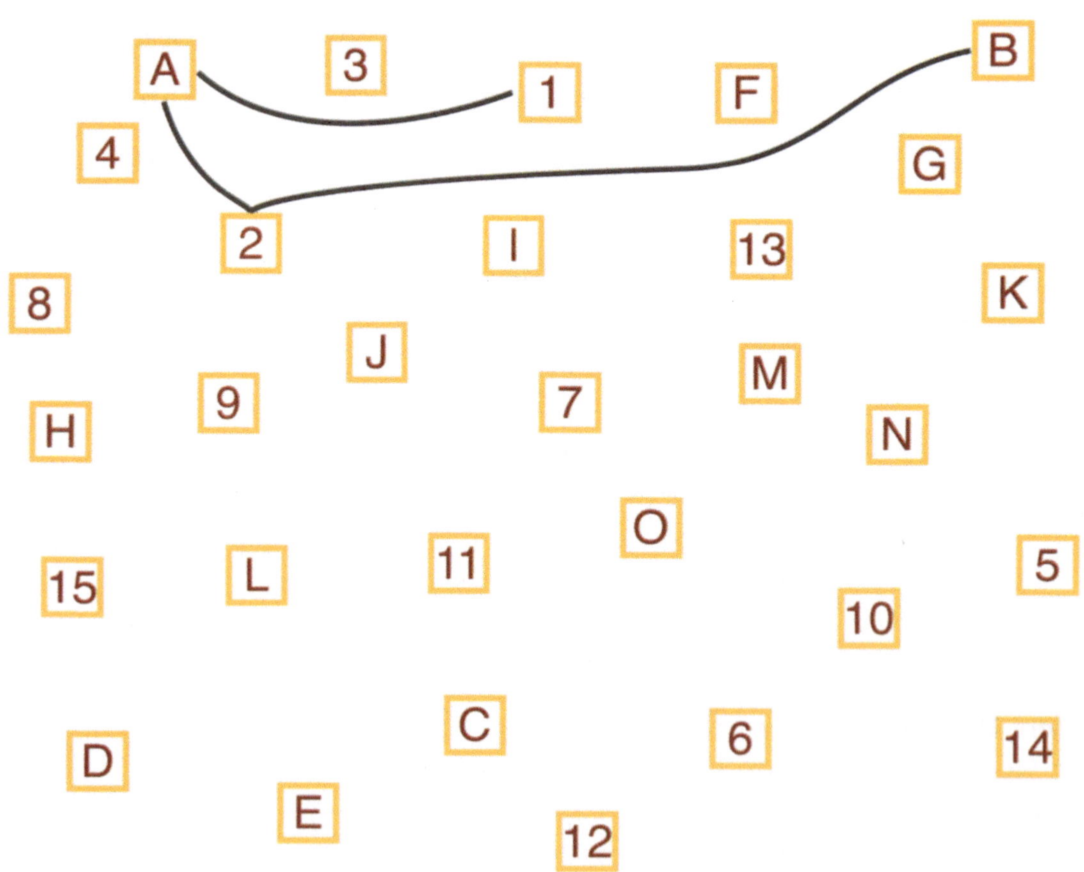

Übung 4a: Geteilte Aufmerksamkeit

Wenn Sie den ersten Teil der Übung fehlerfrei gelöst haben, setzen Sie mit der folgenden Übung fort.

2) Verbinden Sie wieder Zahlen und Buchstaben, beginnen Sie aber mit der höchsten Zahl. Verbinden Sie diese mit dem letzten Buchstaben. Dann die zweitniedrigste Zahl und der vorletzte Buchstabe. Also 16, O, 15, N,…
Falls Sie bei dieser Übung starke Probleme haben, wechseln Sie zu Aufgabenbereich B oder üben Sie noch einige Male die Vorübung.

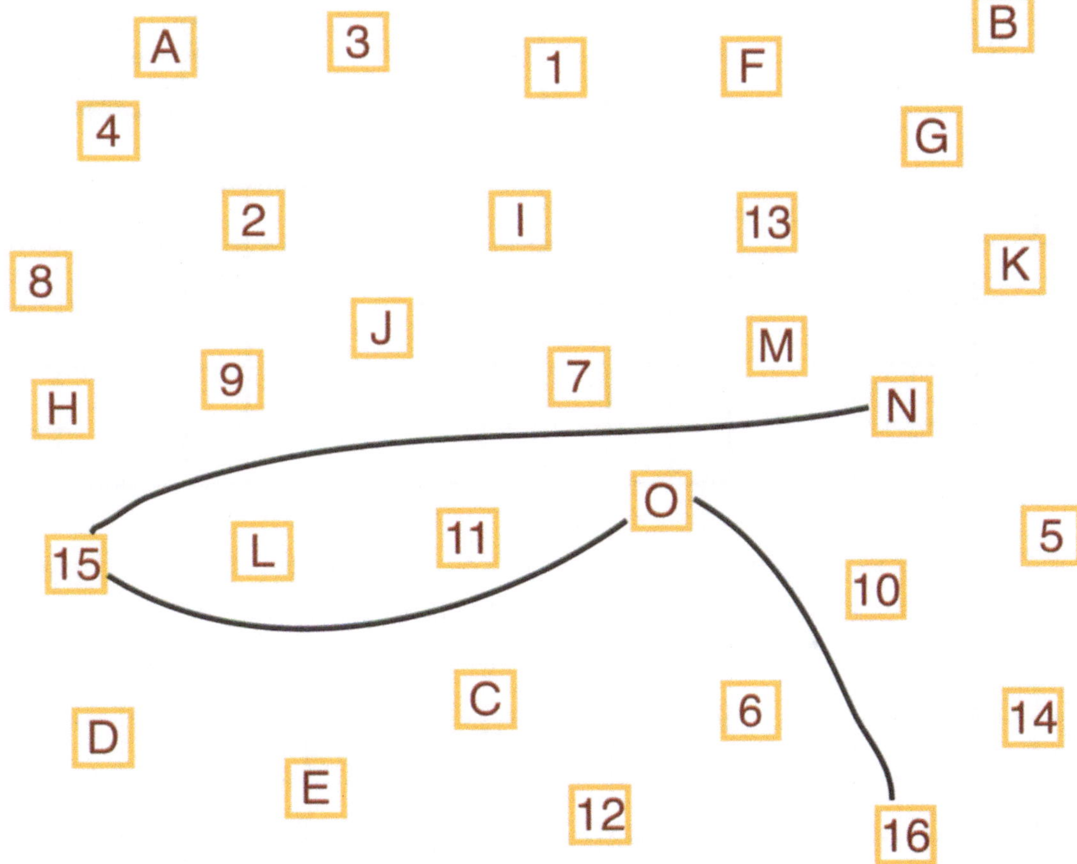

Übungsbeispiel 5: Optisches Gedächtnis – Flexibilität der Denkabläufe

Prägen Sie sich jeweils ein Muster 2 Minuten ein und decken Sie es dann ab.

1) Zeichnen Sie danach das Muster in die leere darunter liegende Figur ein.
   Wenn Sie bereits beim ersten Muster Probleme haben sollten, beginnen Sie bei
   Aufgabenbereich B.

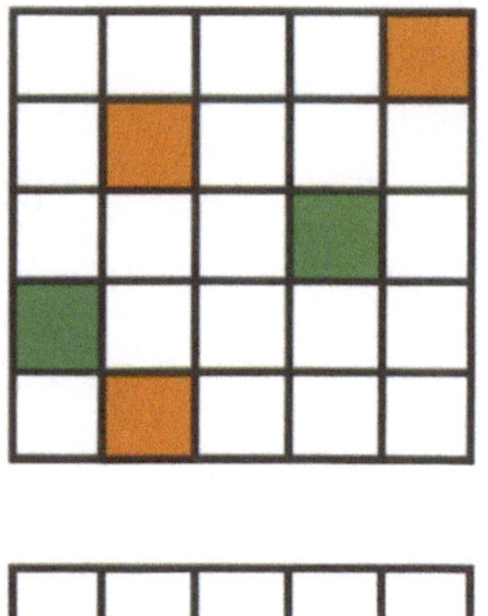 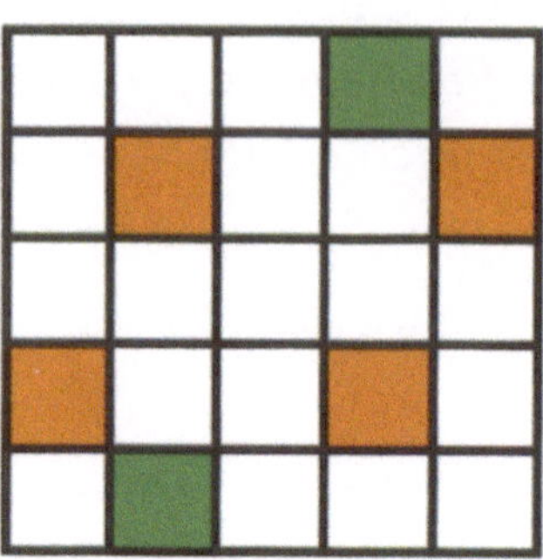 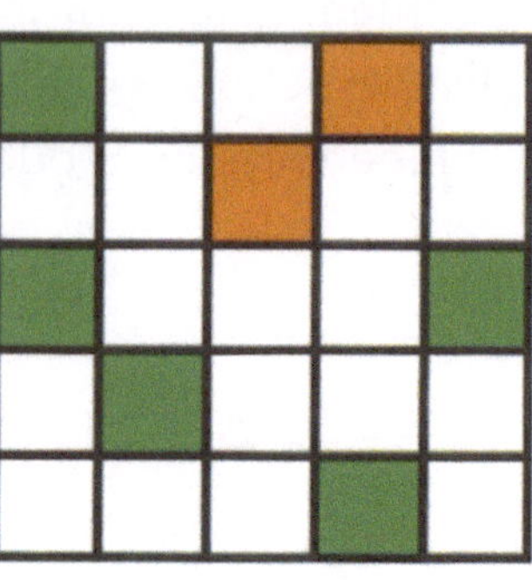

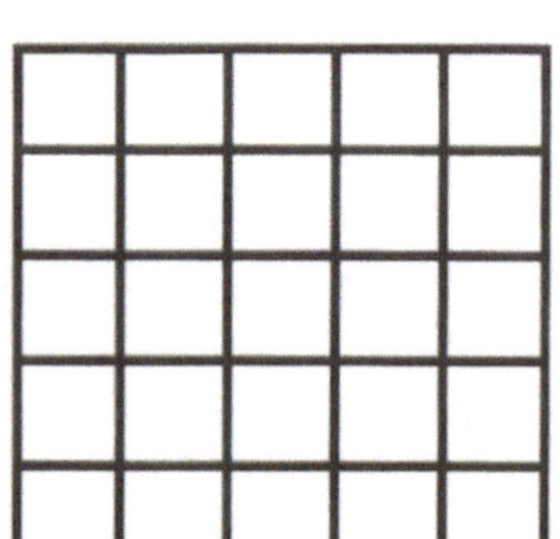 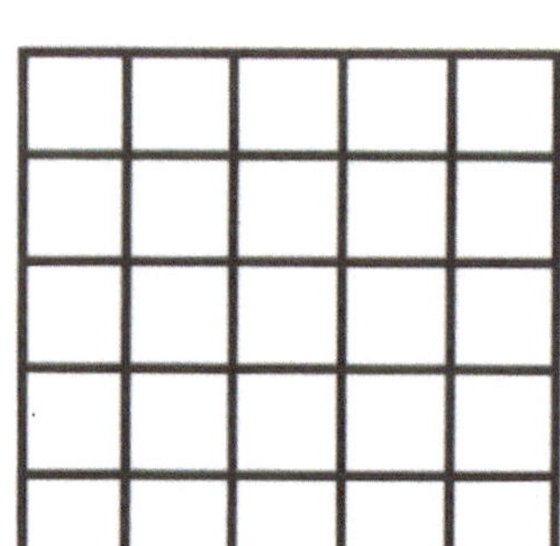 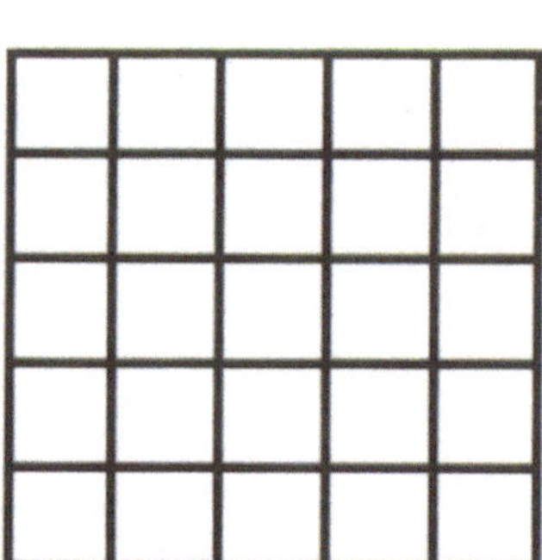

2) Sehen Sie sich je ein Muster nochmals genau an und versuchen Sie dann dieses
   Muster nach 2 Minuten nochmals aus dem Gedächtnis zu zeichnen.

  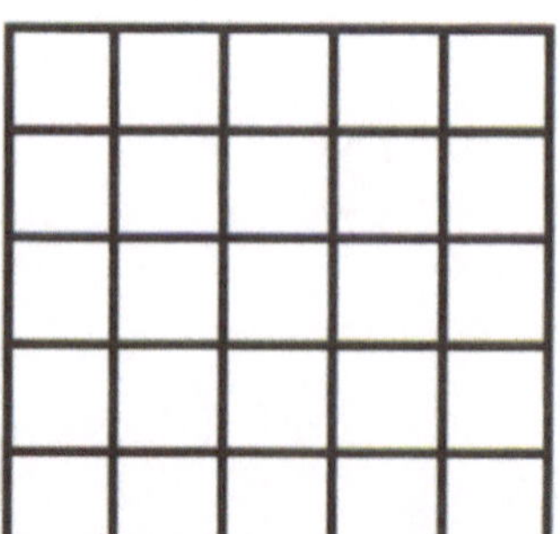

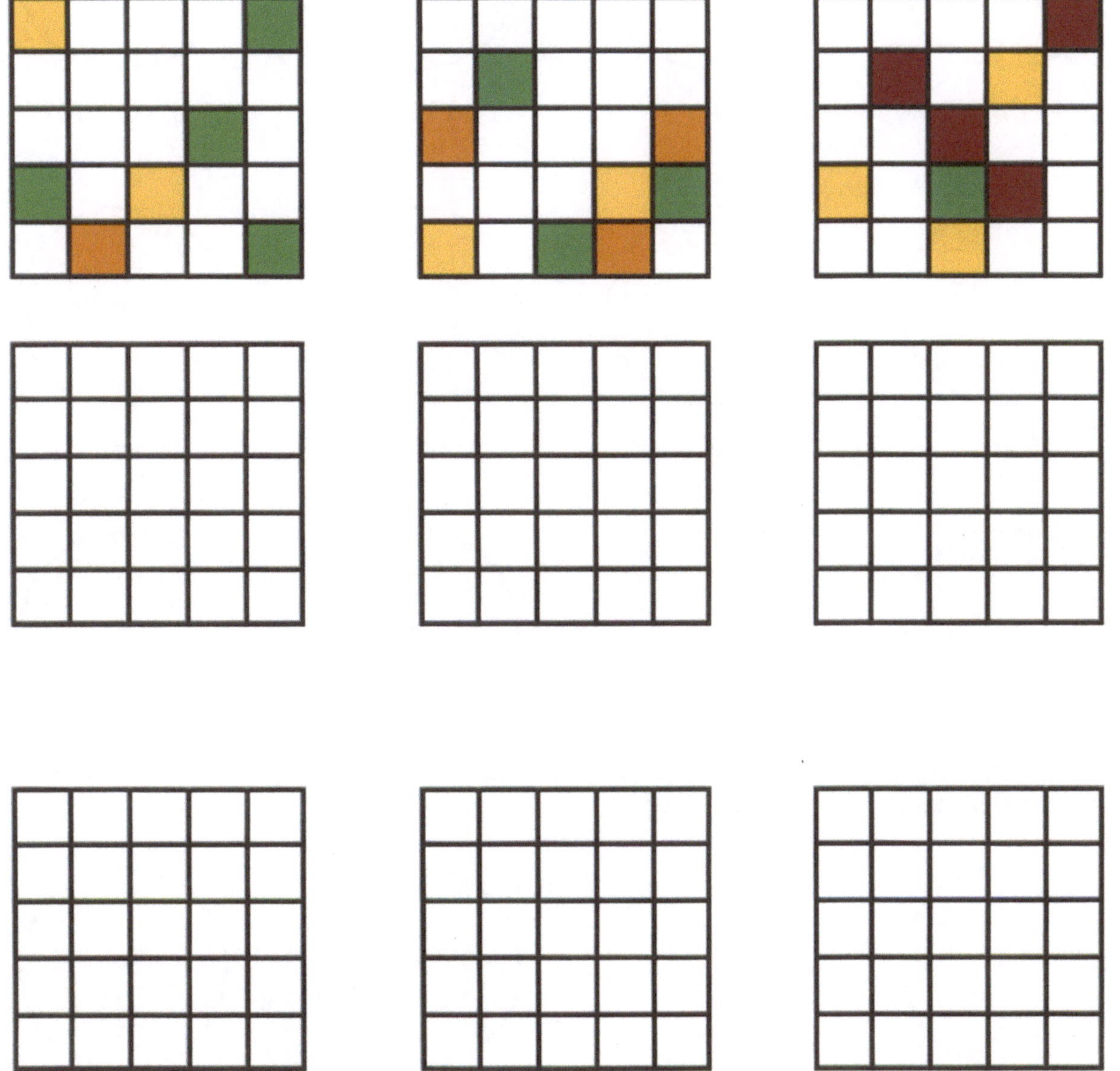

Übung 6: Visuomotorik

Zeichnen Sie in die unten angegebenen Kreise möglichst rasch folgende Uhrzeiten ein. Falls dies nicht möglich sein sollte, beginnen Sie bei Aufgabenbereich B.

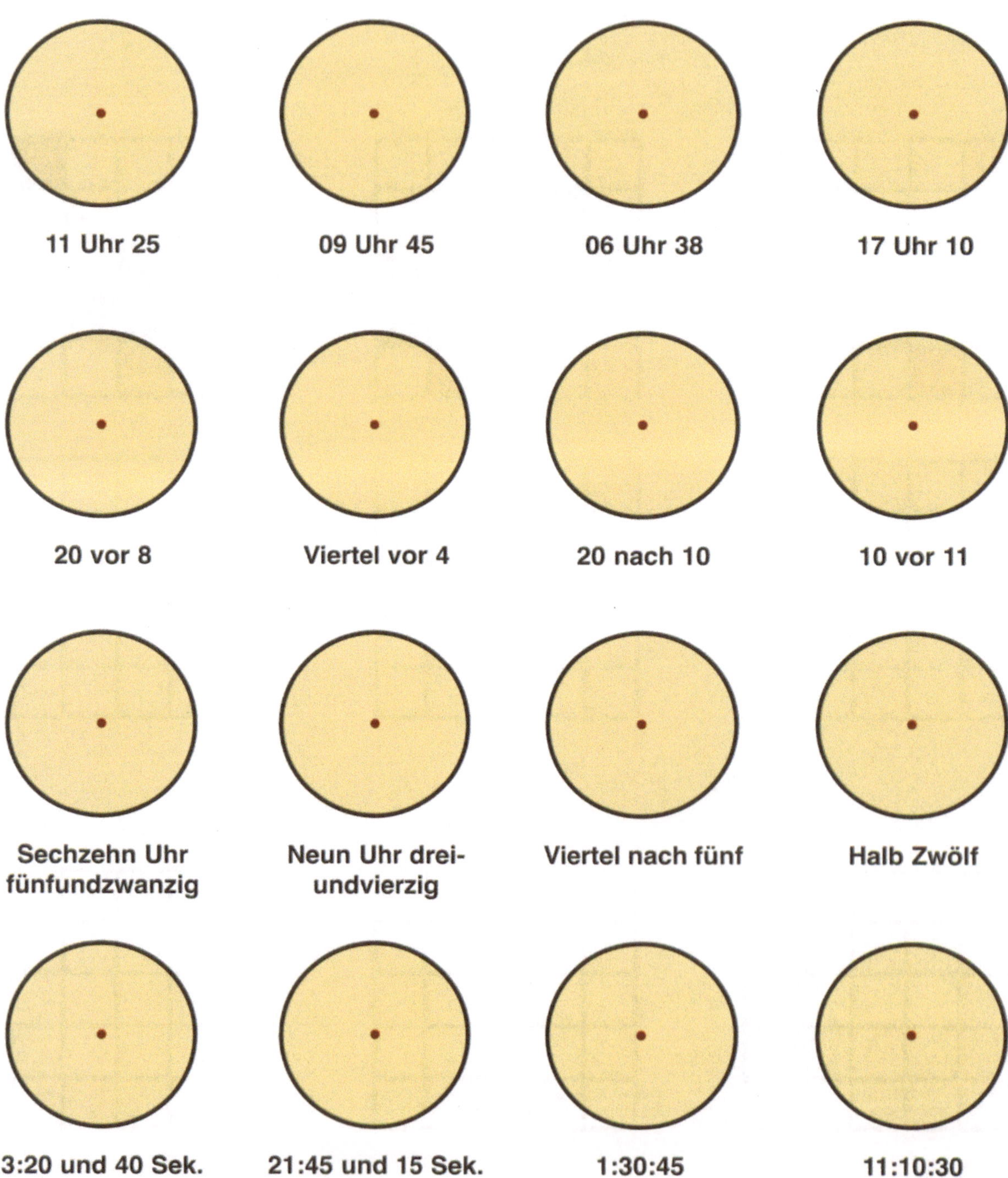

Lösung:

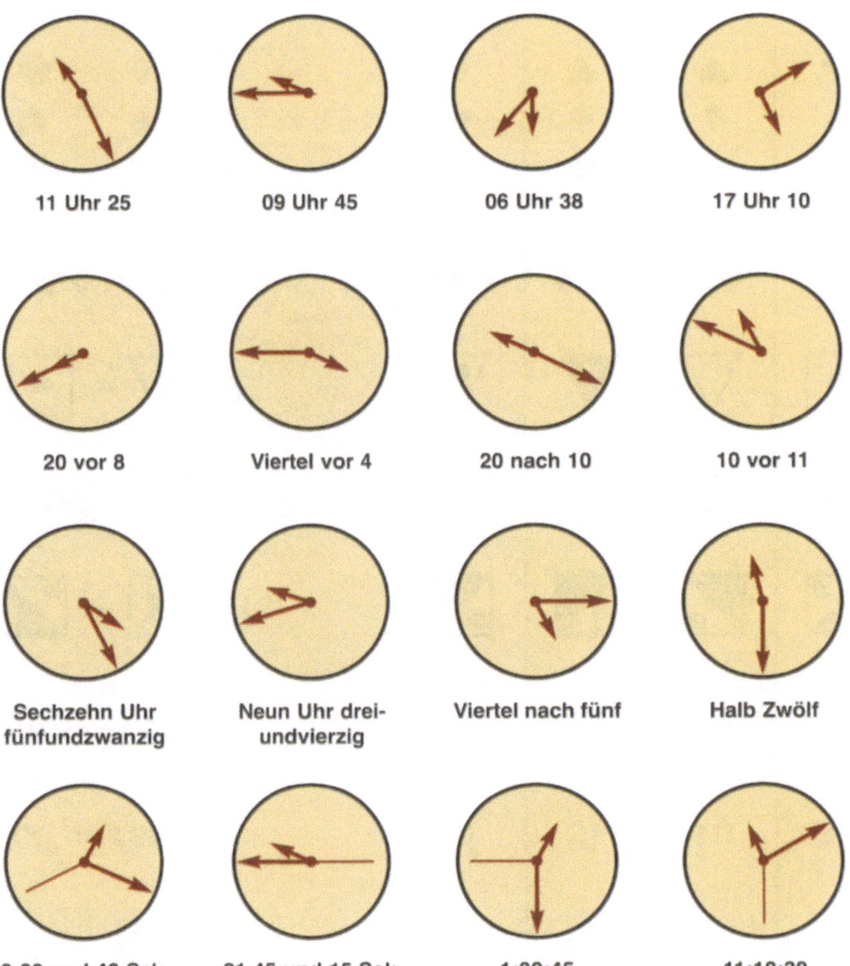

11 Uhr 25 · 09 Uhr 45 · 06 Uhr 38 · 17 Uhr 10

20 vor 8 · Viertel vor 4 · 20 nach 10 · 10 vor 11

Sechzehn Uhr fünfundzwanzig · Neun Uhr dreiundvierzig · Viertel nach fünf · Halb Zwölf

13:20 und 40 Sek. · 21:45 und 15 Sek. · 1:30:45 · 11:10:30

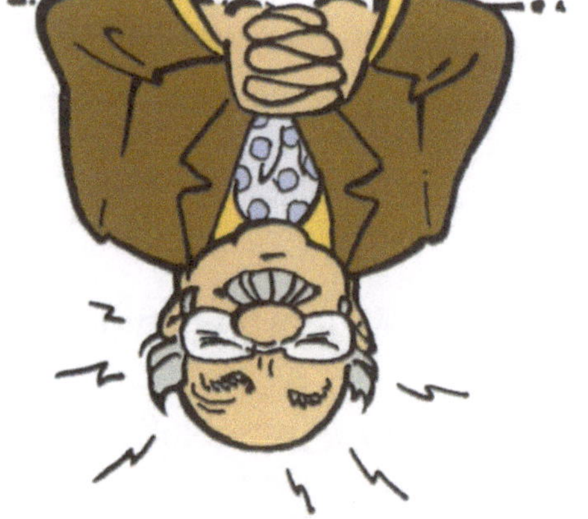

Übung 7: Logisches Denken

Wählen Sie unter den fünf Symbolen jenes aus, das die Gleichung sinnvoll ergänzt.

Beispiel: **a : b = c : ?**   d, e, f, g , h – *Lösung:* **d**

Falls Sie die erste Aufgabe nicht lösen können beginnen Sie mit Aufgabenbereich B.

1. ⇨ : ⇦ = ⇧ : ? | ⇨ | ⇦ | ⇧ | ⇩ | ⬇

2. 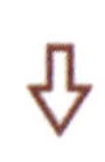 : △ =  : ? | ⊙ | ● | △ | ○ | ◻

3. ab : cd = rs : ? | ef | st | tu | su | tv

4. al : bn = bm : ? | ak | bk | cm | co | dk

5. ◰ : ◩ = ◲ : ?

6. ◈ : ⊘ = ▥ : ?

7. ▢ : ⊡ = △ : ?

8. ♠♣ : ♣♦ = ♥♦ : ? | ♣♦ | ♦♣ | ♥♣ | ♦♥ | ♥♦

9. ♦♠♣ / ♣♥♥ : ♥♣♦ = ♥♦♦ : ?

Lösung: ⇧, ○, tu, co, ◩, ⦶, ▽, ♠♦♣♥ ...

Übung 8: Abstraktes Gedächtnis – einprägen

Bei dieser Aufgabe ist das abstrakte Gedächtnis gefordert.
Betrachten Sie die Figuren auf diesem Bild eine Minute.
Merken Sie sich sowohl die Figuren, als auch deren Farbe und Lage und blättern
Sie dann um.

Falls Sie die ersten drei Aufgaben auf der nächsten Seite nicht lösen können,
beginnen Sie mit Aufgabenbereich B.

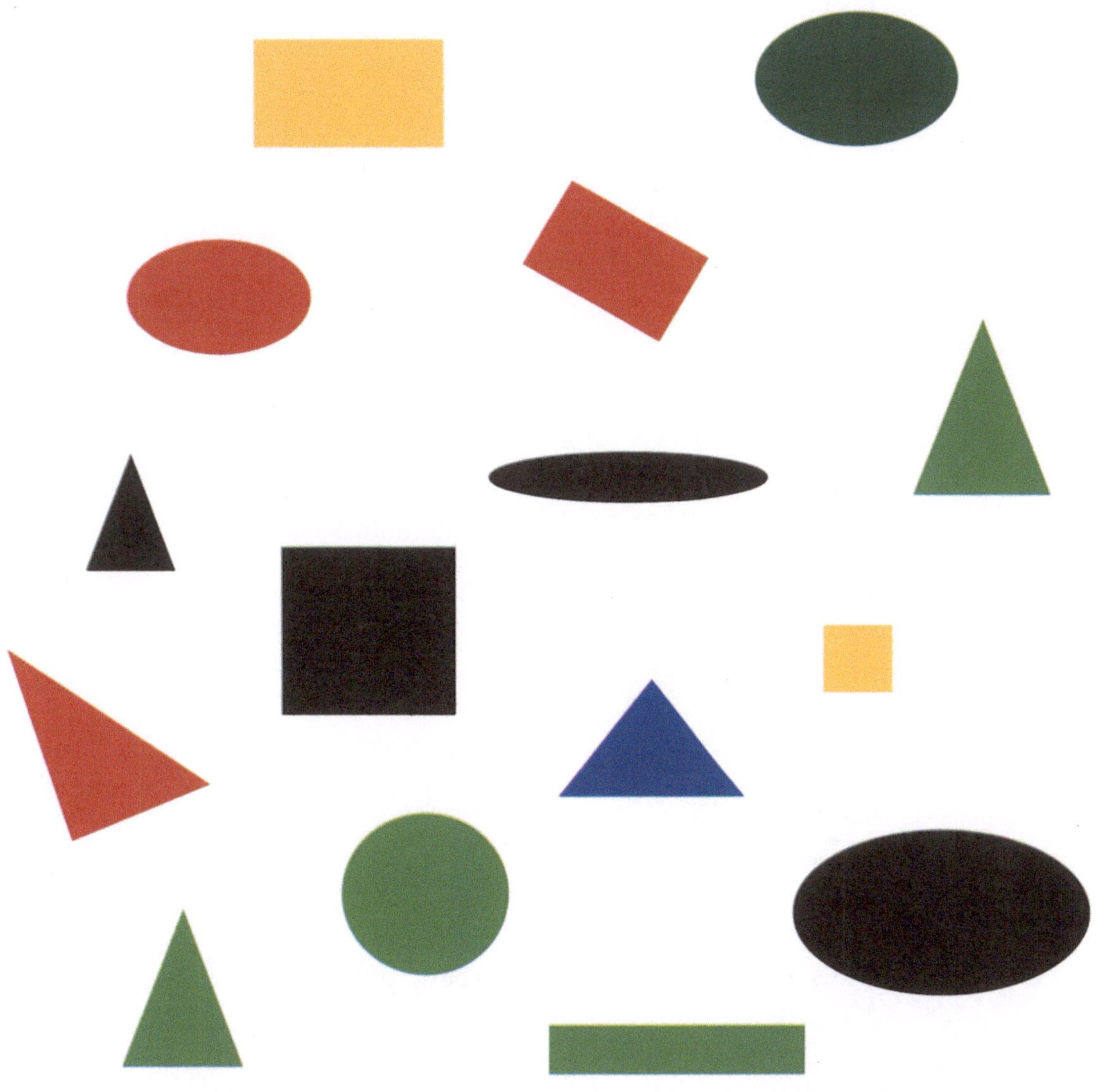

Übung 8: Abstraktes Gedächtnis – Abrufen

Versuchen Sie nun folgende Fragen zu beantworten:

1. Welche Farbe hat diese Figur?

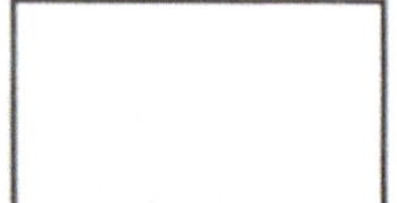

2. Welche Farbe hat diese Figur?

3. Gibt es diese Figur?

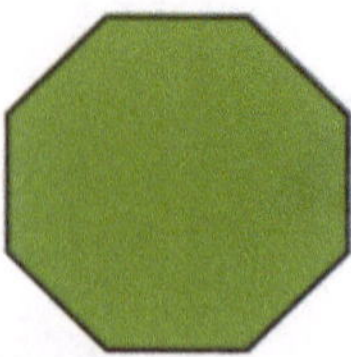

Falls Sie mehr als einen Fehler gemacht haben, gehen Sie zu Aufgabengruppe B!

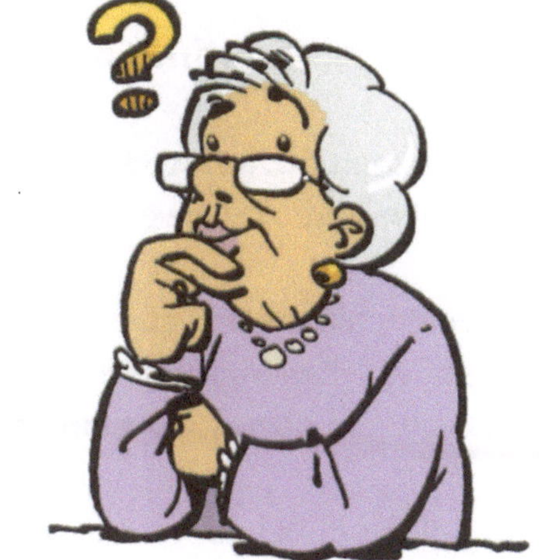

4. Wie viele Rechtecke sind abgebildet?

5. Wie viele Ellipsen sind abgebildet?

6. Wie viele Figuren sind schräg dargestellt?

7. Wie viele Figuren sind insgesamt dargestellt?

8. Wie viele Figuren sind schwarz?

9. Wie viele Farben gibt es?

10. Welches ist die kleinste Figur?

11. Welche Figur liegt ganz unten?

12. Wie viele Figuren sind grün?

13. Welche Figur ist die erste links oben?

14. Welche Figur gibt es von der Form nur einmal?

15. Welche Farbe gibt es nur einmal?

16. Welche Farbe ist die häufigste?

17. Welche Figuren sind völlig gleich?

Übung 9: Wortfindung

Versuchen Sie mit jedem Buchstaben aus dem Alphabet ein Tier, eine Pflanze, einen Namen und ein Gewässer zu finden.

Der Buchstabe soll aber nicht an erster, sondern an zweiter Stelle stehen.
Das ist schwierig und manchmal auch nicht möglich.
Lassen Sie dieses Wort einfach aus.

z.B. Name, bei dem der zweite Buchstabe ein A ist.   *Sandra*

Falls Sie bei den Buchstaben A und B mehr als 3 Worte nicht wissen, beginnen Sie bei Aufgabenbereich B.

Tier	**Pflanze**	**Name**	**Gewässer**
. A	. A	. A	. A . . . .
. B	. B	. B	. B . . . .
. C	. C	. C	. C . . . .
. D	. D	. D	. D . . . .
. E	. E	. E	. E . . . .
. F	. F	. F	. F . . . . . .
. G	. G	. G	. G . . . . . .
. H	. H	. H	. H . . . . . .
. I	. I	. I	. I . . . . . .
. J	. J	. J	. J . . . . . .
. K	. K	. K	. K . . . .

.L . . . . .L . . . . .L . . . . . . .L . . . . . .

.M . . . . . . .M . . . . . . .M . . . . .M . . . .

.N . . . . . . .N . . . . . . .N . . . . .N . . . .

.O . . . . . . .O . . . . .O . . . . . . .O . . . .

.P . . . . . . .P . . . . .P . . . . . . .P . . . .

.Q . . . . . . .Q . . . . .Q . . . . . . .Q . . . .

.R . . . . . . .R . . . . .R . . . . . . .R . . . .

.S . . . . . . .S . . . . .S . . . . . . .S . . . .

.T . . . . . . .T . . . . .T . . . . . . .T . . . .

.U . . . . . . .U . . . . .U . . . . .U . . . .

.V . . . . . . .V . . . . .V . . . . . . .V . . . .

.W . . . . . . .W . . . . . . .W . . . . .W . . . . . .

.X . . . . . . .X . . . . .X . . . . . . .X . . . .

.Y . . . . . . .Y . . . . .Y . . . . . . .Y . . . .

.Z . . . . . . .Z . . . . .Z . . . . . . .Z . . . .

Wenn Sie diese Übung ganz leicht geschafft haben, versuchen Sie es einmal mit
dem dritten, vierten, ... Buchstaben. Dann ist es natürlich nicht möglich, immer alle
zu finden.

Übung 10: Logisches Denken – Wortschatz

Sie finden auf dieser Seite Wörter, die in drei Teile zerschnitten wurden.
z.B. Büch erre gal ?   Bücherregal. Setzen Sie diese zusammen.
Die einzelnen Teile sind aber vertauscht. Die Silben in der ersten Reihe stehen jedoch immer am Anfang, die in der zweiten an zweiter Stelle und die in der dritten
am Schluss.

Falls Sie die ersten drei Worte nicht lösen können beginnen Sie im Abschnitt B.

Ap	nenb	ge
Berg	fel	rille
Son	zie	baum

Alles richtig? Dann geht es hier weiter.
Die farbigen Blöcke gehören zusammen.
Sonst bitte bei Abschnitt B weitermachen!!!

Sch	hings	ft
Nonne	nsch	aude
Tom	ili	fest
Garte	nklo	ster
Fasc	atenst	lauch

Festt	tungs	auto
Früh	dehü	lume
Zwets	agsti	tsdienst
Freun	ffels	sch
Karto	dschaf	ack
Hu	nkav	alier
Ret	chkenk	uchen
Hun	lingsb	tte
Wass	tscha	chtel
Rose	entas	che
Wien	ersch	eher
Hoc	erha	hn
Schr	hzeitsto	nitzel
West	aubenzi	rte

Lösung:
Apfelbaum, Bergziege, Sonnenbrille, Schilift, Gartenschlauch, Tomatenstaude, Nonnenkloster, Faschingsfest, Festtagstisch, Frühlingsblume, Zwetschkenkuchen, Freundschaftsdienst, Kartoffelsack, Hutschachtel, Rettungsauto, Hundehütte, Wasserhahn, Rosenkavalier, Hochzeitstorte, Wienerschnitzel, Schraubenzieher, Westentasche.

Übung 11: Kreativität

Die folgende Übung soll Ihre Kreativität, aber auch Ihr Denken trainieren. Dazu sollen Sie Reime finden. Aber es müssen die Endungen immer gleich sein wie beim ersten Satz des Reimes. Versuchen Sie möglichst viele Zeilen zu bilden. Seien Sie erfinderisch. Es muss nicht immer sinnvoll sein, sondern auch Spaß machen. Aber es sollten mindestens drei Zeilen werden! Wenn Sie keine drei sich reimenden Worte bei den ersten beiden Aufgaben finden beginnen Sie mit Aufgabenbereich B.

Z.B.:

Ist der Bauch schön kugelrund

und ist er sonst auch ganz gesund

freut das riesig unseren Hund.

1. Höre diese frohe Kunde...

2. Die Kinder singen frohe Lieder...

3. Das Wasser ist heut wieder nass...

4. Vater setzt sich müde nieder...

5. Kinder essen gerne Brei...

6. Im Frühling tanzt man einen Reigen...

7. Gestern gab es wieder Regen...

8. Auf der Weide steht die Kuh...

9. Pflanzen wachsen in der Erde...

10. Äpfel wachsen auf dem Baum...

11. Der Waldboden ist voller Moos...

12. Im Gefängnis sitzt ein Dieb...

13. Im Garten bellt schon unser Hund...

14. Ich zeige dir ein schönes Bild...

15. Am Abend ist ruhig und still...

Übung 12: Logisches Denken – Sprache

Im unteren Abschnitt finden Sie Wortpaare. Jedes dieser Wortpaare kann man zu einem Begriff zusammenfassen. Die gesuchten Begriffe beginnen alle mit einer gemeinsamen Silbe, im ersten Teil mit der Silbe „Ge" z.B. Teller und Tassen – Geschirr. Falls Sie die ersten drei Paare nicht zuordnen können beginnen Sie mit dem Aufgabenbereich B.

Teller und Tassen GE	**Gramm und Kilogramm** GE . . . .
Fluss und See GE	**Zimt und Pfeffer** GE . . . .
Semmeln und Keks GE	**Wohnhaus und Rathaus** GE . . . .
Tasche und Koffer GE	**Orangensaft und Bier** GE . . . . . .
Huhn und Truthahn GE	**Rechen und Spaten** GE . . . . . .
Karotten und Kraut GE	**Gerste und Hafer** GE . . . . . .
Granit und Schiefer GE	**Freude und Trauer** GE . . . . . .
Kübel und Kanne GE	**Ebbe und Flut** GE . . . . . .
Bruder und Schwester GE	**Blitz und Steinschlag** GE . . . . . .

Auch die folgenden Wortpaare habe einen gemeinsamen Oberbegriff.
Finden Sie diesen heraus.

Schläge und Gefängnis	**Geld und Landbesitz** . . . .
Schlosserei und Tischlerei	**Boot und Auto** . . . .
Kuh und Ziege	**Kiste und Papier** . . . .
Sessel und Sofa	**Wasser und Tee** . . . .
Kohle und Holz	**Pfeffer und Paprika** . . . .
Wind und Regen	**Hose und Hut** . . . .
Lunge und Herz	**Mehl und Milch** . . . .
Buch und Fernsehen	**Lachen und Weinen** . . . .
Kirche und Brücke	**Auge und Ohr** . . . .

Lösung: Strafen, Gewerbe, Paarhufer, Sitzmöglichkeiten, Brennstoffe, Wettererscheinungen, Organe, Unterhaltung, Bauwerke, Vermögen, Fortbewegungsmittel, Verpackungsmittel, Getränke, Gewürze, Kleidungsstücke, Nahrungsmittel, Gefühle, Sinnesorgane.

Übung 13: Raumwahrnehmung – Umstellbarkeit

Versuchen Sie die hier liegenden Mikadostäbchen in der richtigen
Reihenfolge von oben abzuräumen.

Aber Vorsicht! Manche liegen doppelt überdeckt.
Sollten Sie Schwierigkeiten haben beginnen Sie bei Aufgabenbereich B.

Schreiben Sie die richtige Reihenfolge hier hin:

. . . .

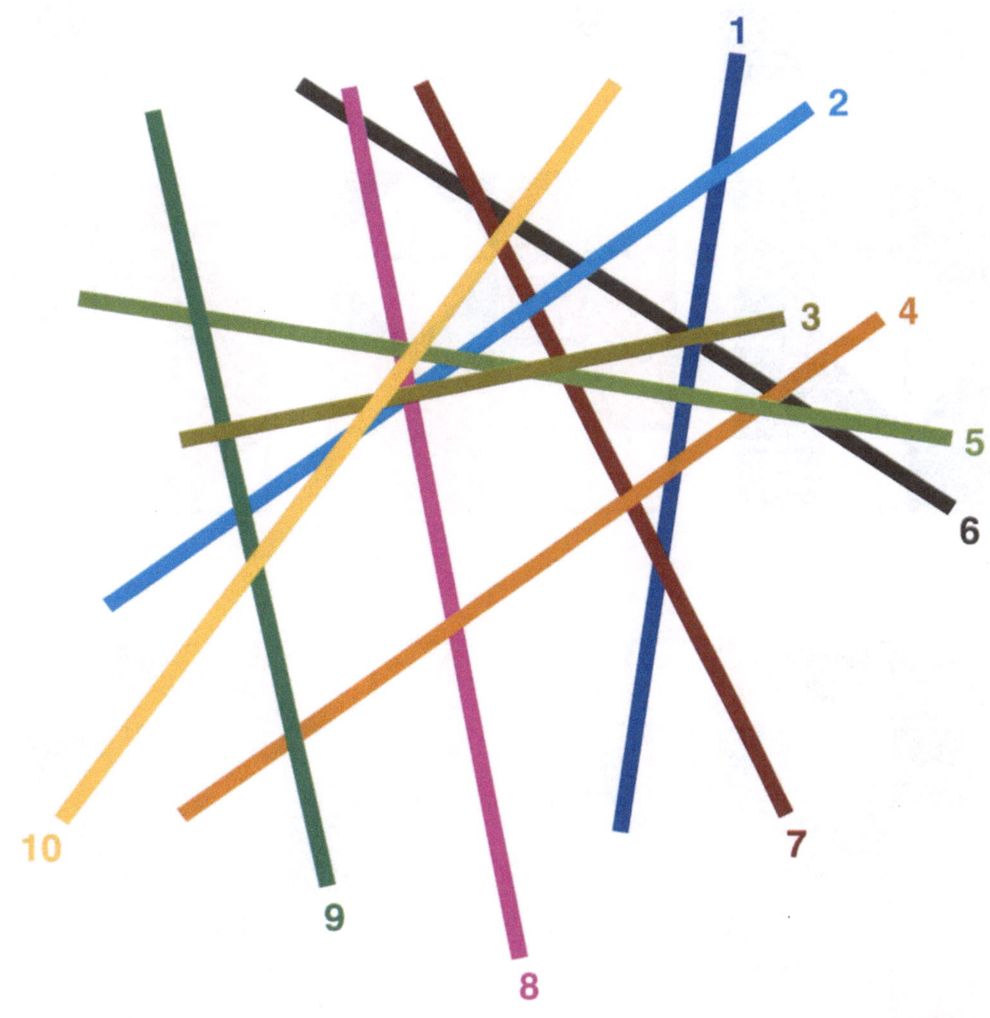

Lösung:
10, 3, 9, 5, 4, 8, 2, 7, 1, 6

Übung 14: Gestaltwahrnehmung

Die folgenden großen Figuren sind aus den kleinen Figuren zusammengesetzt.
Versuchen Sie die einzelnen Figuren aus den kleinen zusammenzubauen.
Schreiben Sie dazu einfach die Nummer in die freien Felder auf der
gegenüberliegenden Seite. Also bei der ersten Figur z.B. 2, 2, …
Die kleinen Figuren dürfen auch gedreht werden.
Es beginnt einfach, wird aber dann schwieriger.

Falls Sie die ersten zwei Übungen nicht lösen können gehen Sie zu Aufgabenbereich B.

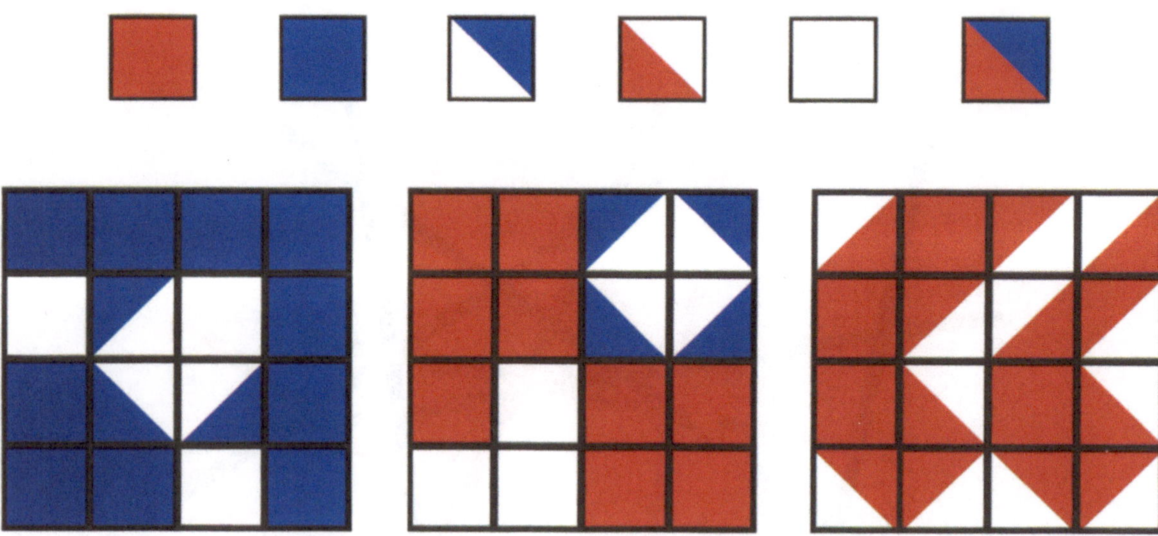

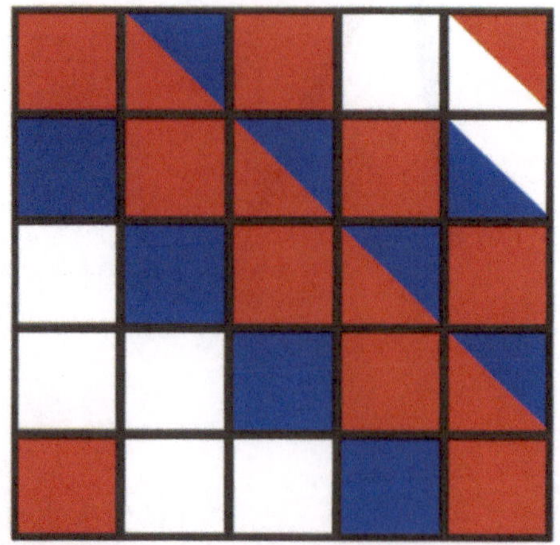

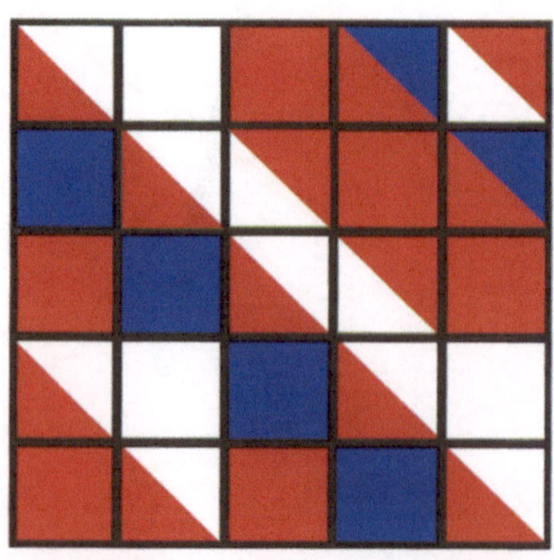

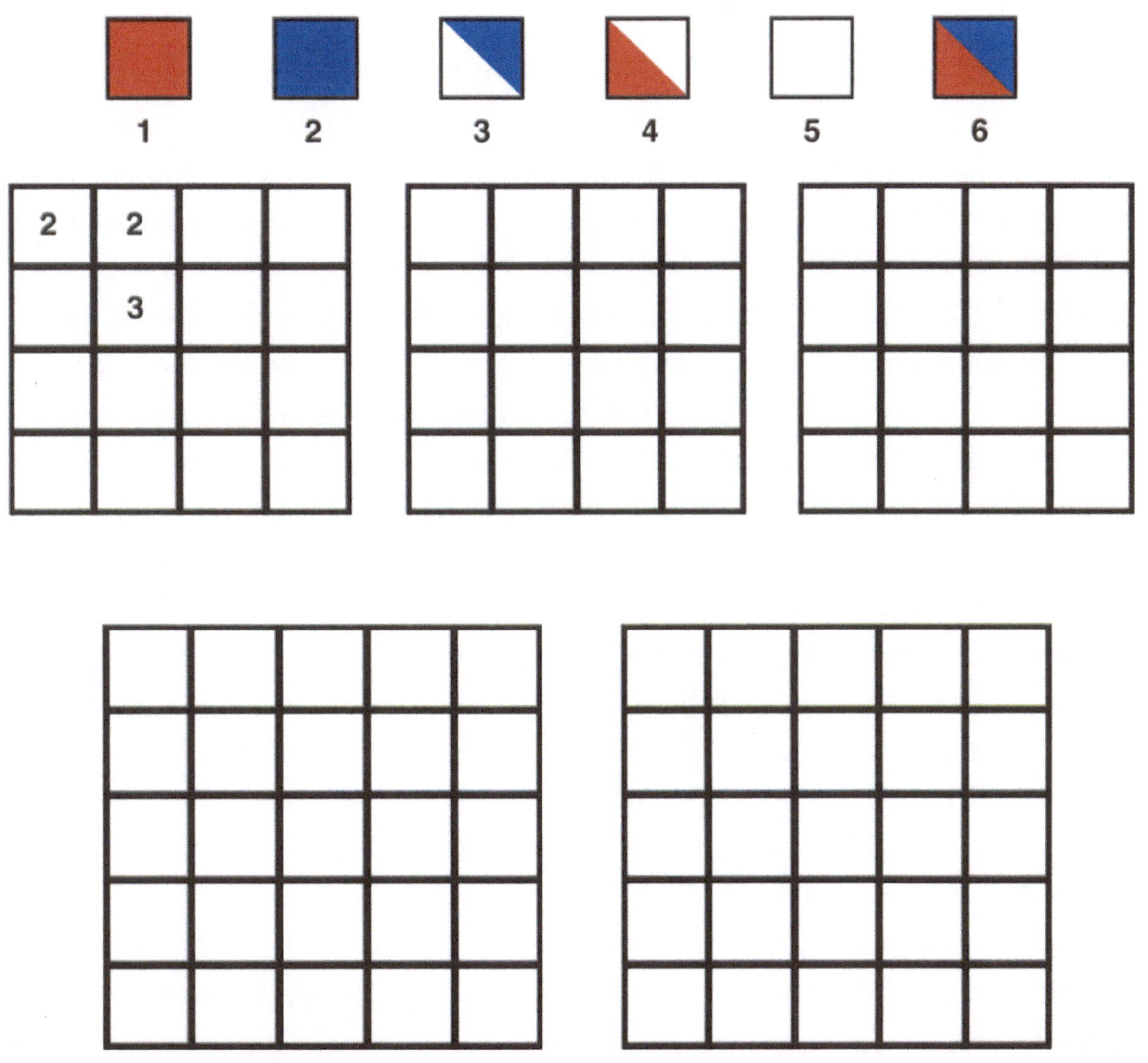

Aufgabenbereich B

Übung 1: Konzentrationsfähigkeit – Umstellbarkeit

Sie sehen unten einen Text.
Die Worte sind aber nicht immer normal geschrieben sondern abwechselnd seitenverkehrt.
Lesen Sie diesen Text und versuchen Sie ihn sich einzuprägen.

Falls Sie bei dieser Übung starke Probleme haben, wechseln Sie zu Aufgabenbereich C!

Viele nehcsneM glauben, ssad im retlA alles rethcelhcs wird. saD ist reba nicht githcir. Auch mi Alter nennök viele negnutsieL durch segißämleger Training netlahre oder hcua verbessert nedrew. Das tlig sowohl rüf den repröK aber hcua für ned Geist. oS zeigen negnuhcusretnU bei netla Menschen, ssad die nenosreP, die hcis körperlich dnu geistig tif halten rednüseg, aktiver dnu zufriedener nretla. Aber thcin nur gniniarT und nebÜ ist githciw. Vor mella das nemhenlieT an ned alltäglichen negniD beugt nedrewhcsebsretlA durch noitalosI und gnumasnionerieV vor. elaizoS Kontakte, sad Treffen tim Freunden dnu Bekannten, tshcilgöm viele egniD selbst nut und hcua neue egniD ausprobieren. oS ist awte der retupmoC und sad Internet enie Herausforderung rüf viele eretlä Menschen. tsreroV gilt se aber eid Angst rov diesem neuen Medium neuabuzba. Viele eretlä Menschen nebah Angst, eis könnten sawte kaputt nehcam und neuart sich blahsed nicht na Computer nareh. Aber hcua hier tsi es eiw mit neleiv neuen negniD. Hat nam es tsre einmal tborpre stellt hcis heraus, ssad es rag nicht os schwer tsi. Oder netnnök Sie hcis heute hcon ein nebeL ohne enihcsamhcsaW oder rehesnreF vorstellen. hcuA das nofeleT ist muz alltäglichen dnatsnegeG geworden. enhO dass nam daran tkned benutzt nam es. oS ist se auch tim dem nretlA selbst. nemheN Sie se nicht sla Schicksal med man hcafnie hilflos trefeilegsua ist, nrednos als gnuredrofsuareH. Immerhin tgärteb dieser ttinhcsbasnebeL für eleiv Menschen hcan der gnureinoisneP etwa gißierd Jahre. blahseD gilt eid Devise – „gitsieg fit sni Alter". leiV Spaß ieb den nebagfuasgnubÜ. Auch nnew manches thcielleiv schwieriger tsi.

Schreiben Sie nun den Text auf einen leeren Zettel.
Vergleichen Sie ihn dann mit der Lösung auf Seite 79...

Wenn Sie diese Übung vollständig gelöst haben, lesen Sie den obigen Text nochmals durch und versuchen Sie sich diesen zu merken.
Achten Sie auch darauf, welche Worte verkehrt geschrieben sind.
Gehen Sie erst dann zur Übungsaufgabe B2 weiter.

Zur Vorbereitung für die Übungsaufgabe A1 versuchen Sie nun, die richtig geschriebenen Worte seitenverkehrt abzuschreiben. Nehmen Sie dazu ein eigenes Blatt.

Wenn Sie in diesem Bereich weiterüben wollen, gehen Sie zur Übung A 1.

Übung 2: Mittelfristiges Gedächtnis

Versuchen Sie sich an die Geschichte zuvor zu erinnern und die fehlenden Worte zu ergänzen. Auch diesmal sollen Sie jedoch das Wort entweder richtig oder seitenverkehrt schreiben.
Wenn Sie sich nicht an alle Worte richtig erinnert haben, gehen Sie einfach nochmals zu Aufgabe B 1 zurück und versuchen die Übung nochmals.

Falls Sie weniger als 6 Worte richtig einsetzen können wechseln Sie zu Aufgabenbereich C!

Viele   nehcsneM   ....   ,   ssad   im   retlA   alles rethcelhcs   ....   saD   ist   reba   nicht   .... Auch   mi   Alter   nennök   ....   negnutsieL   durch segißämleger   ....   netlahre   oder   hcua   verbessert   .... Das   tlig   sowohl   rüf   den   ....   aber   hcua   für   ned   .... oS   zeigen   negnuhcusretnU   bei   netla   ....   ,   ssad   die   nenosreP,   die   hcis   körperlich   ....   geistig   tif   halten   rednüseg,   aktiver dnu   zufriedener   ....   Aber   thcin   nur   gniniarT   und   nebÜ   ist githciw.   Vor   mella   ....   nemhenlieT   an   ned   alltäglichen   negniD   beugt nedrewhcsebsretlA   ....   noitalosI   und   gnumasniereV   vor.   elaizoS Kontakte,   sad   Treffen   tim   Freunden   ....   Bekannten,   tshcilgöm   viele egniD   selbst   nut   und   hcua   neue   ....   ausprobieren.   oS   sind   awte   der   ....   und   sad   Internet   enie   Herausforderung   rüf   viele eretlä   Menschen.   tsreroV   gilt   se   aber   eid   ....   rov   diesem   neuen Medium   ....   Viele   eretlä   ....   nebah   Angst,   eis könnten sawte .... nehcam und neuart sich blahsed nicht

na Computer nareh. Aber hcua hier tsi es eiw mit neleiv ....

negniD. Hat nam es tsre einmal .... stellt hcis heraus ssad

es rag nicht os .... tsi. Oder netnnök Sie hcis heute hcon

ein .... ohne enihcsamhcsaW oder .... vor-

stellen. hcuA das nofeleT ist .... alltäglichen dnatsnegeG geworden.

enhO dass nam .... tkned benutzt nam es. oS ist se auch tim dem

.... selbst. nemheN Sie se nicht sla ....

med man hcafnie hilflos trefeilegsua ...., nrednos als gnuredrof-

suareH. Immerhin tgärteb .... ttinhcsbasnebeL für eleiv Men-

schen hcan der gnureinoisneP etwa .... Jahre. blahseD

gilt eid Devise „....................... fit sni Alter". leiV .... ieb den

nebagfuasgnubÜ. Auch .... manches thcielleiv schwieriger

....

Übung 3: Gedächtnis

Lesen Sie eine der folgenden Wortlisten einmal durch.
Decken Sie dann die Liste ab und versuchen Sie sie aus dem Gedächtnis zu reproduzieren.

Wenn Sie sich nicht alle Worte gemerkt haben wiederholen Sie einfach den Vorgang
bis Sie sich alle gemerkt haben.
Machen Sie das selbe mit der nächst folgenden Wortliste.
Die Listen werden immer länger. Beginnen Sie mit der kürzesten.

Falls Sie bereits bei der kürzesten Liste Problem haben, wechseln Sie zu
Aufgabenbereich C.

Liste 1	Liste 2	Liste 3
Apfel	Haus	Zitrone
Birne	Kirche	Orange
Kirsche	Tisch	Banane
Zwetschke	Sessel	Pfirsich
	Bank	Erdbeere
		Nelke

Wenn Sie zwei Listen gelernt haben, versuchen Sie sich an die als erster gelernte
Liste zu erinnern. Es ist ganz natürlich, dass Sie dabei nicht mehr alle Worte wissen.
Wiederholen Sie die Liste und versuchen Sie es nach einiger Zeit dann nochmals.

Wenn Sie alle Listen gelernt haben, lesen Sie sich nochmals die erste Liste durch.
Daran anschließen die nächst folgende. Versuchen Sie dann sich an die erste Liste
zu erinnern. Also z.B. Liste 1 lernen, Liste 2 als Ablenkung.
Wiederholen Sie den Vorgang bis Sie die erste Liste vollständig wiedergeben können.
Gehen Sie erst dann zu den zwei nächsten Listen weiter, bis Sie die jeweils erste
Liste richtig wiederholt haben.

Liste 4

Hund
Pferd
Schwein
Traube
Himbeere
Huhn

Liste 5

Katze
Kuh
Ziege
Salat
Maus
Ratte

Liste 6

Löwe
Esel
Fisch
Haus
Leopard
Tiger

Weitere Übungen: Sie können selbst Listen erstellen. Bleiben Sie aber bei diesem Schweregrad in wenigen Oberkategorien. z.B. Tiere, Pflanzen, Gegenstände. Üben Sie primär die Listenlänge bei der Sie Probleme haben. Gehen Sie erst weiter, wenn Sie diese geschafft haben!

Übung 4: Aufmerksamkeit

Bei dieser Aufgabe sollen Sie Zahlen bzw. Buchstaben miteinander verbinden.
Beginnen Sie mit der Zahl 1, ziehen Sie dann eine Linie zu 2, von dort zu 3 usw.

Machen Sie dann das selbe in einer anderen Farbe mit den Buchstaben.
Beginnen Sie mit A dann zu B, zu C, usw.

Falls Sie bei dieser Übung starke Probleme haben, wechseln Sie zur Aufgabenbereich C.

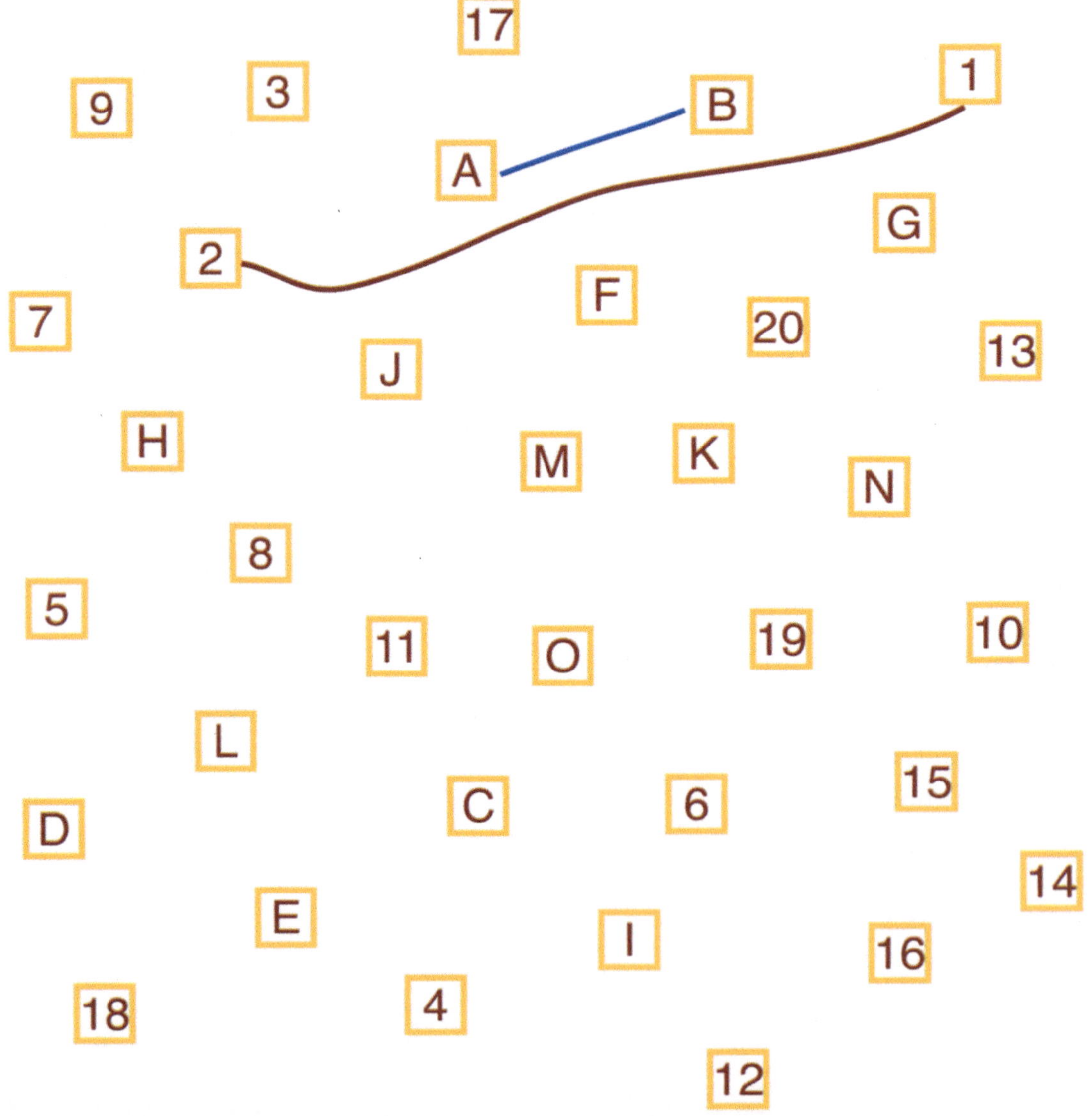

Übung 5: Optisches Gedächtnis

Prägen Sie sich jeweils ein Muster 2 Minuten ein und decken Sie es dann ab.

1. Zeichnen Sie danach dieses Muster in die leere darunter liegende Figur ein.
   Wenn Sie bereits beim ersten Muster Probleme haben sollten, beginnen Sie
   bei Aufgabenbereich C.

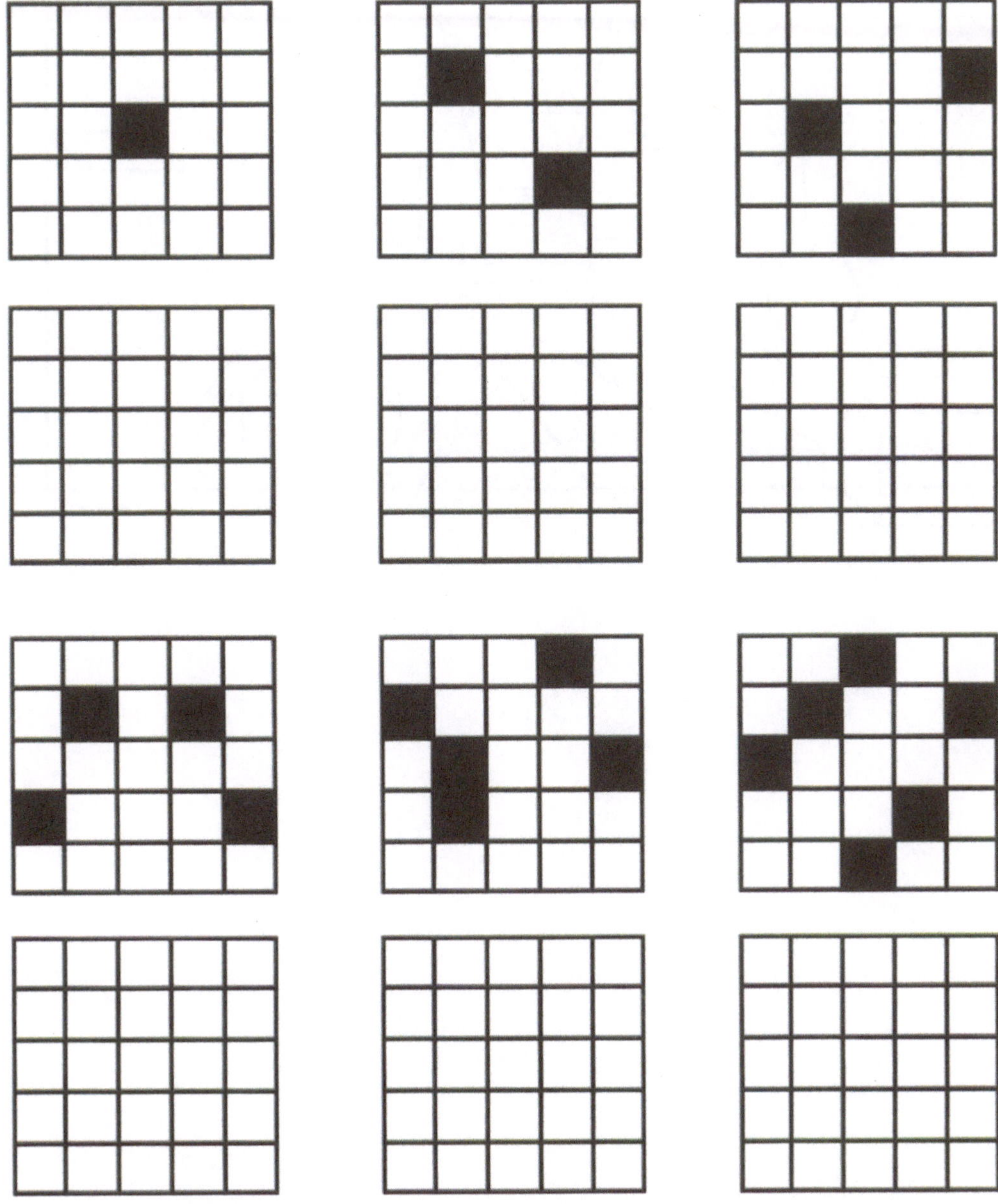

2. Sehen Sie sich je ein Muster nochmals genau an und versuchen Sie dann
dieses Muster nach 2 Minuten nochmals aus dem Gedächtnis zu zeichnen.

Übung 6: Visuomotorik

Versuchen Sie die unten dargestellte Figur möglichst gut abzuzeichnen
Falls Sie bei dieser Übung Probleme haben, wechseln Sie zu Aufgabenbereich C.

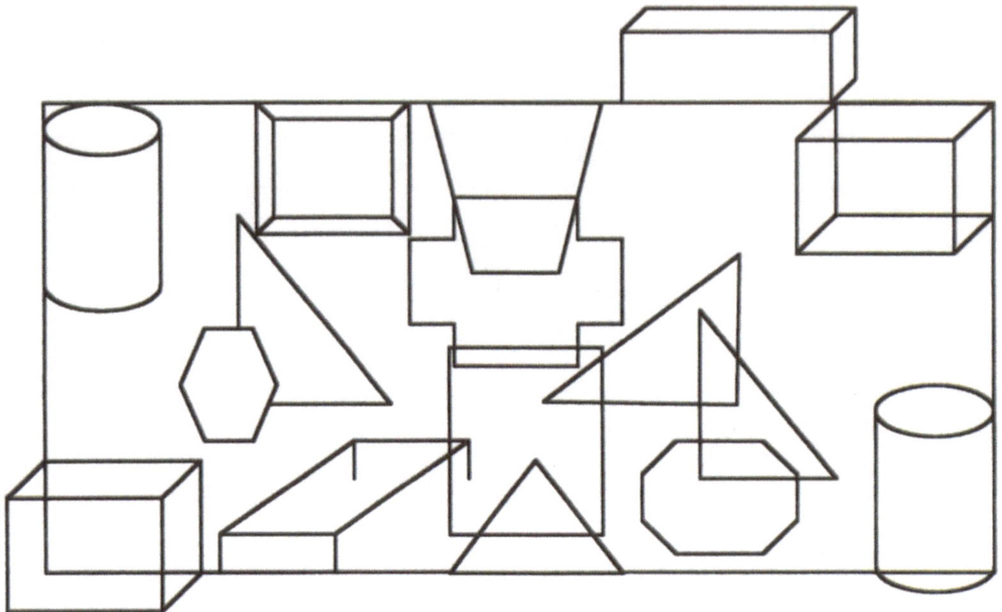

Übung 7: Logisches Denken

Bei der folgenden Aufgabe spielen Sie Domino. Reihen Sie einfach die Steine so aneinander, dass möglichst wenige über bleiben. Es geht, dass Sie alle Steine in einem
Rechteck aneinander legen können. Es dürfen aber nur gleiche Zahlen aneinander
gelegt werden. z.B. 5 an 5. Zeichnen Sie Ihre Lösung in das Lösungsblatt ein. Falls
bereits am Anfang beim Einzeichnen Probleme auftreten beginnen Sie mit Aufgabenbereich C.

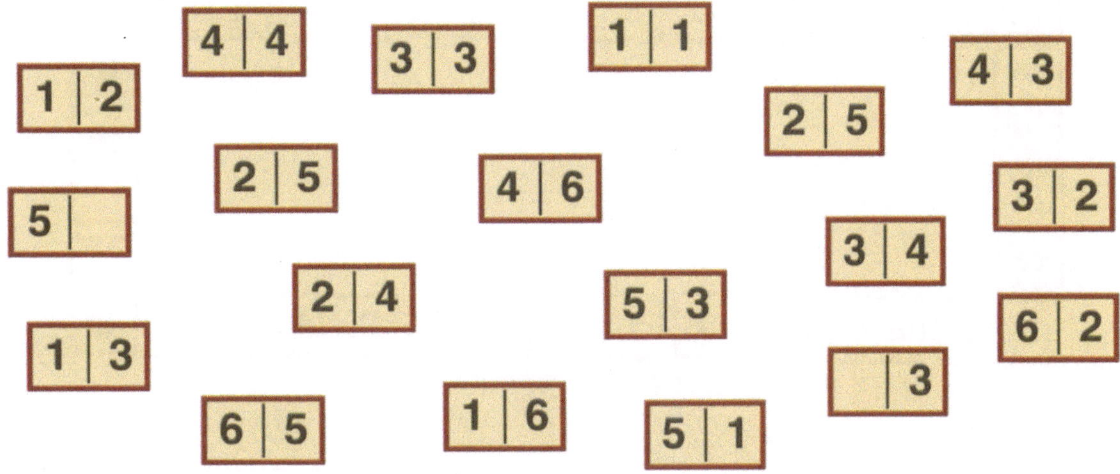

Zeichnen Sie einfach Ihre Lösungen hier ein.

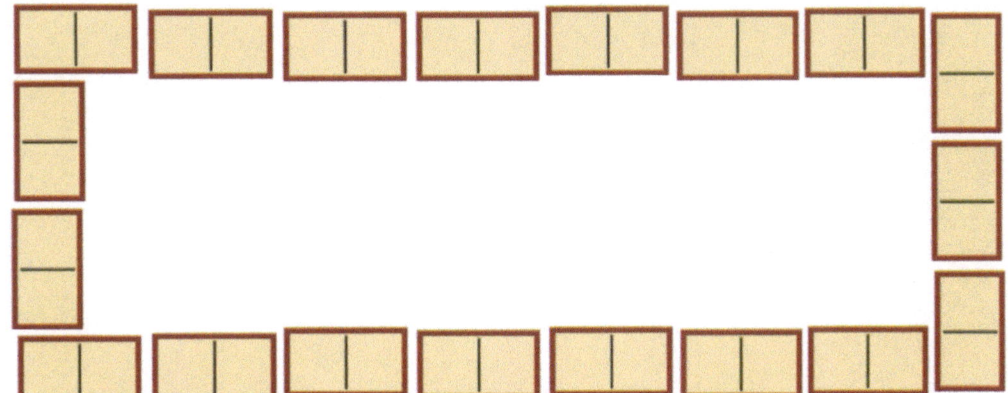

Da man diese Übung öfter machen kann kopieren Sie die Seite vorher.

Übung 7: Logisches Denken – Lösung

Die hier dargestellte Lösung ist die Optimallösung. Wenn Sie diese nicht sofort erzielen ist es kein Problem. Versuchen Sie es einfach öfter um sich zu verbessern.

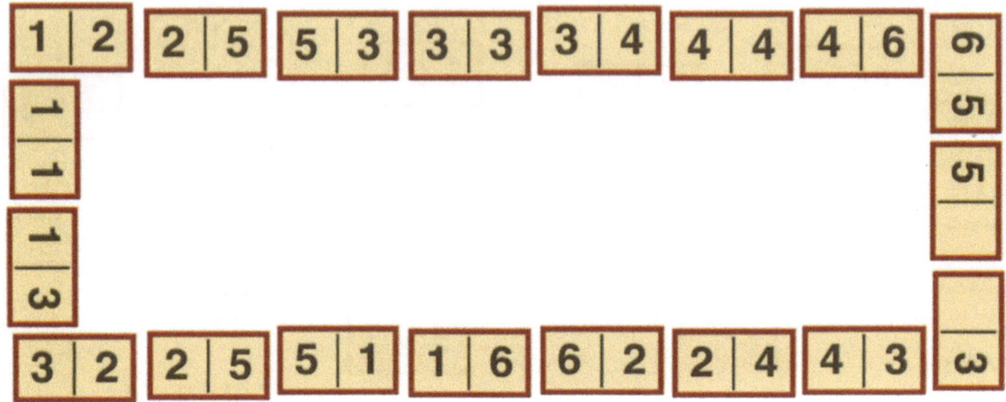

Übung 8: Abstraktes Gedächtnis – Einprägen

Bei dieser Aufgabe ist das abstrakte Gedächtnis gefordert.
Betrachten Sie die Figuren auf diesem Bild eine Minute.
Merken Sie sich sowohl die Figuren, als auch deren Farbe und Lage und blättern
Sie dann um.
Falls Sie die ersten drei Aufgaben auf der nächsten Seite nicht lösen können
beginnen Sie mit Aufgabenbereich C.

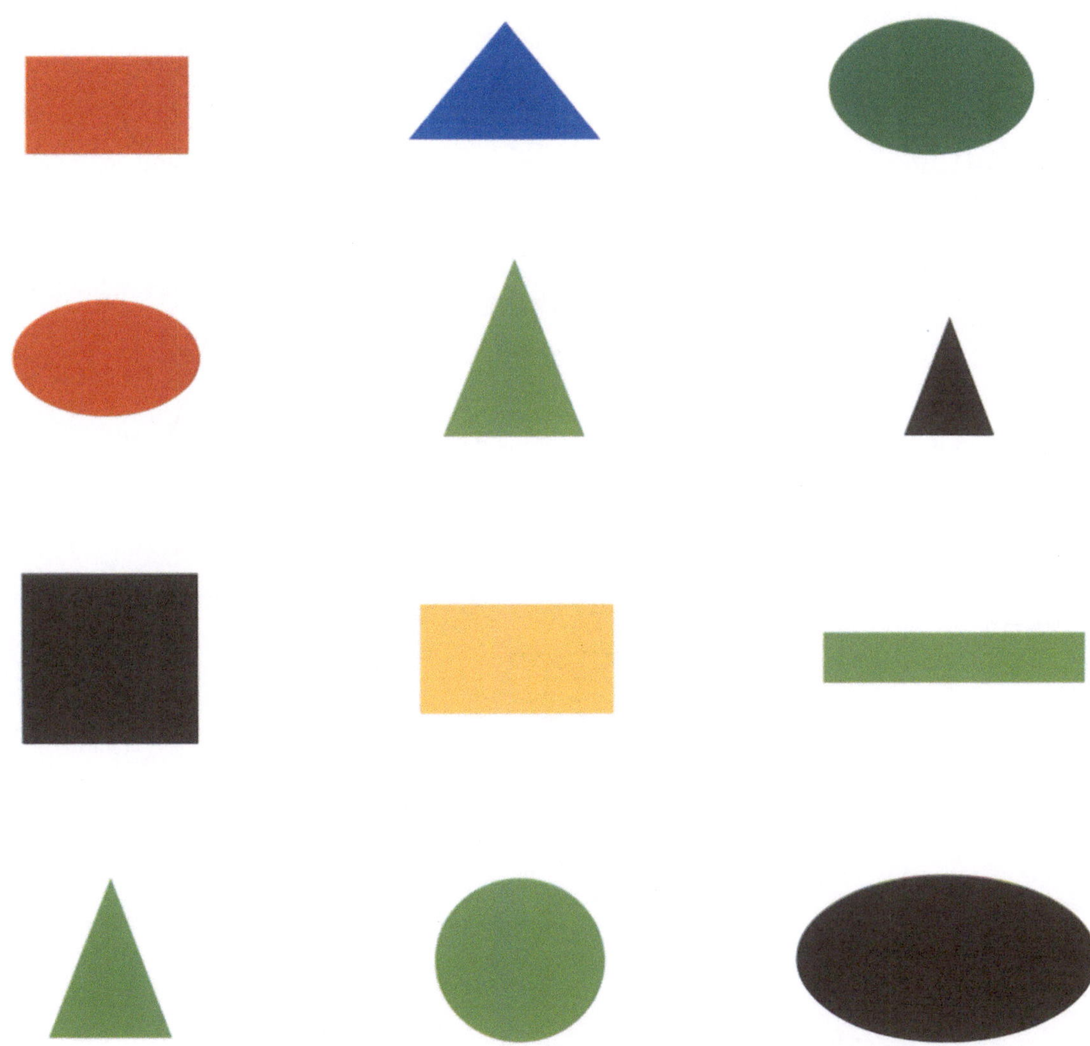

Übung 8: Abstraktes Gedächtnis – abrufen

Fügen Sie nun die jeweils richtige Farbe ein.
In den ersten beiden Zeilen sind die Figuren am selben Ort wie bei der
Vorlage dargestellt.
In den beiden nächsten Zeilen sind sie innerhalb der Zeile vertauscht.

Falls Sie die ersten drei Aufgaben auf dieser Seite nicht lösen können,
beginnen Sie mit Aufgabenbereich C.

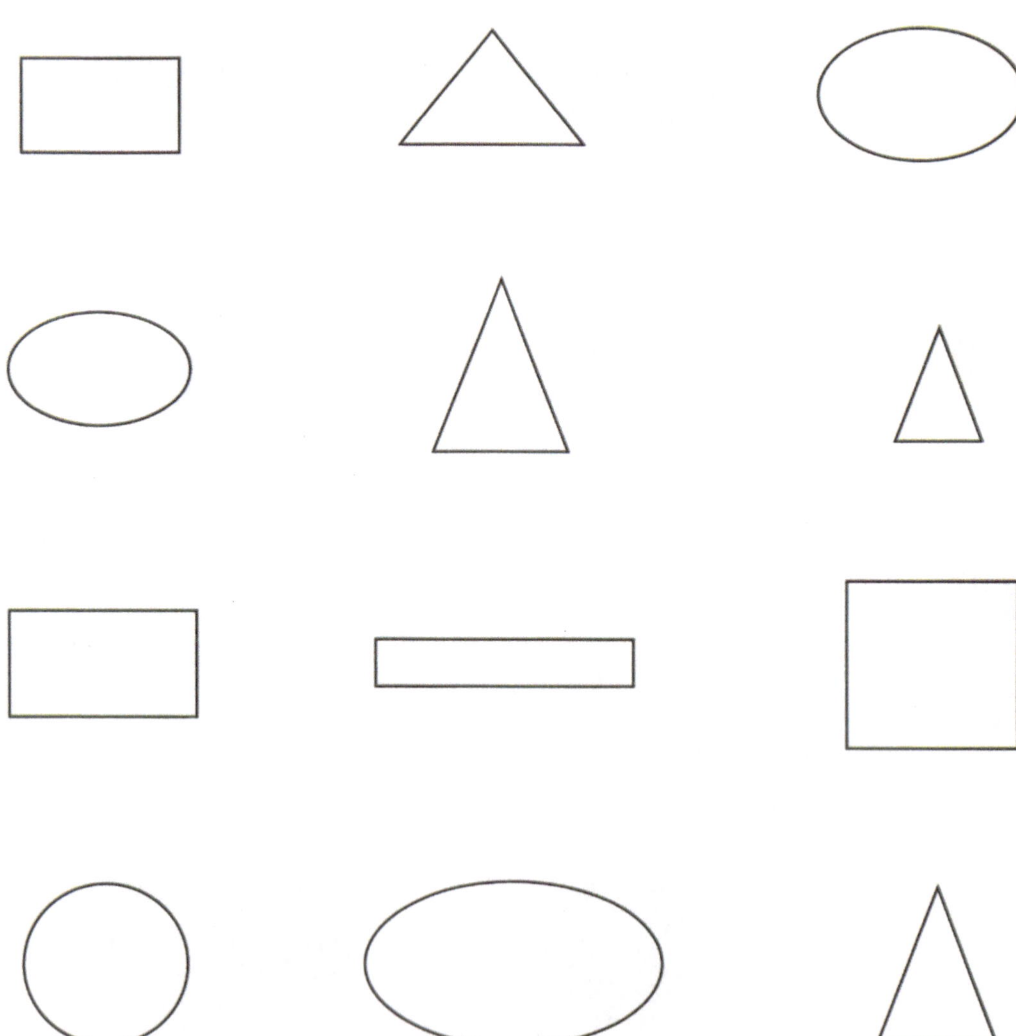

Übung 9: Wortfindung

Versuchen Sie mit jedem Buchstaben aus dem Alphabet ein Tier, eine Pflanze,
ein Gewässer und einen Namen zu finden.
Falls diese Übung zu schwer sein sollte, beginnen Sie mit Aufgabenbereich C.

z.B. Name mit **A.**   **A**lexandra

Tier	Pflanze	Gewässer	Name
A	A	A	A . . . . . .
B	B	B	B . . . . . .
C	C	C	C . . . . . .
D	D	D	D . . . . . .
E	E	E	E . . . . . .
F	F	F	F . . . . . .
G	G	G	G . . . . . .
H	H	H	H . . . . . .
I	I	I	I . . . . . .
J	J	J	J . . . . . .
K	K	K	K . . . . . .
L	L	L	L . . . . . .
M	M	M	M . . . . . .
N	N	N	N . . . . . .

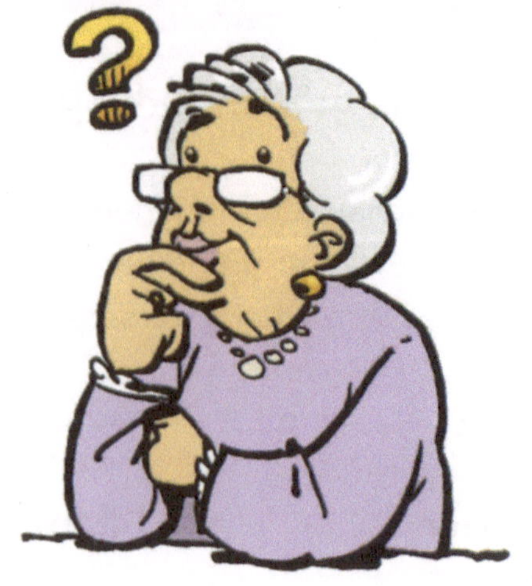

O . . . . . .   O . . . . . .   O . . . . . .   O . . . . . .

P . . . . .   P . . . . .   P . . . . .   P . . . . .

Q . . . . .   Q . . . . . .   Q . . . . .   Q . . . . .

R . . . . .   R . . . . . .   R . . . . .   R . . . . .

S . . . . . .   S . . . . . .   S . . . . .   S . . . . .

T . . . . .   T . . . . . .   T . . . .   T . . . . .

U . . . . . .   U . . . . . .   U . . . . .   U . . . . .

V . . . . . .   V . . . . . .   V . . . . .   V . . . . .

W . . . . . .   W . . . . . .   W . . . . . .   W . . . . . .

X . . . . .   X . . . . .   X . . . . .   X . . . . .

Y . . . . . .   Y . . . . . .   Y . . . . .   Y . . . . .

Z . . . . . .   Z . . . . . .   Z . . . . .   Z . . . . .

Übung 10: Logisches Denken – Wortschatz

Sie finden auf dieser Seite Wörter, bei denen einzelne Wortteile durcheinandergekommen sind. Am Anfang sind es zwei Teile. Später werden es drei.
In jeder Zeile steht nur ein Wort. Stellen Sie diese richtig.
Falls Sie die ersten drei Worte nicht lösen können beginnen Sie im Abschnitt C.

1.	2.
Fahrtauto	Elschkugreiber
Schirmregen	Ferhernse
Wegwander	Unteserho
Feiergeburtstags	Enbldamuse
Baumapfel	Gemälleriedegal
Efontel	Reihusenha
Lschrankküh	Pfpelerdekop
Gessenmitta	Zwetschenkenkuch
Lscherenage	Autahnob
Entellersupp	Hochirgegeb
Aftapfels	Mittmeerel
Nzimmerwoh	Büankcherschr
Schenkewald	Ffekartolsalat
Lauchgartensch	Blustraussmen
Eitungtagesz	Wischnteruhe
Rtentierga	Dehühuntte

Fontele	Folerel
Ischschreibt	Ateubener
Enzeitjaus	Zeuwerkgtasche
Lerweinkel	Strzeugick
Udetomatensta	Broackhr
Kstätteautower	Ibtischreschlade
Iergangabendspaz	Ennisttischtisch
Laubszeitur	Autusob

Übung 11: Kreativität

Die folgende Übung soll Ihre Kreativität aber auch Ihr Denken trainieren.
Dazu sollen Sie mit den folgenden Worten eine Geschichte schreiben.
Sie kann so lange sein wie Sie möchten und die Worte können irgendwo in der
Geschichte vorkommen. Es sollen nur alle Worte enthalten sein.

Sie können diese Übung natürlich auch mehrmals machen. Versuchen Sie möglichst
kreativ und eventuell auch lustig zu sein. Es muss nicht immer alles logisch passen.
Falls Sie bei dieser Übung Probleme haben beginnen Sie mit Aufgabengruppe C.

Folgende Worte sollen verwendet werden:
Auto, essen, Chinese, Schi fahren, See, Blume, Lupe, Flugzeug,
Eiskasten, Waschmaschine, Kurve, Biene, Gitarre, Erdöl, Salat.

Übung 12: Logisches Denken – Sprache

Bei dieser Übung sollen Sie möglichst viele Worte zu den entsprechenden Oberbe-
griffen finden – jedoch mindestens 4 pro Oberbegriff.
z.B. Säugetier – Hund, Katze, Pferd, Kuh,..
Falls Sie bei dieser Übung Schwierigkeiten haben sollten, gehen Sie
zu Aufgabenbereich C.

Raubtiere . . . .

Nutzgräser . . . .

Kräuter . . . .

Steinobst . . . .

Alkoholische Getränke . . . .

Nadelbäume . . . .

Werkzeuge . . . .

Haustiere . . . .

Sitzmöglichkeiten . . . .

Gartengeräte . . . .

Fische . . . .

Fahrzeuge . . . .

Medien . . . .

Europäer . . . .

Gewässer . . . .

Berge . . . .

Schreibutensilien . . . .

Speisen . . . .

Getränke . . . .

Kleidungsstücke . . . .

Sommerblumen . . . .

Übung 13: Gestaltwahrnehmung

Die folgenden Figuren sind versehentlich übereinander gedruckt worden. Versuchen Sie die einzelnen Figuren zu erkennen und mit einem farbigen Stift zu markieren. Falls Sie bei dieser Übung starke Problem haben sollten, versuchen Sie zuerst die Aufgabe C 13.

Zur Erleichterung sind die gesuchten Figuren hier verkleinert dargestellt.

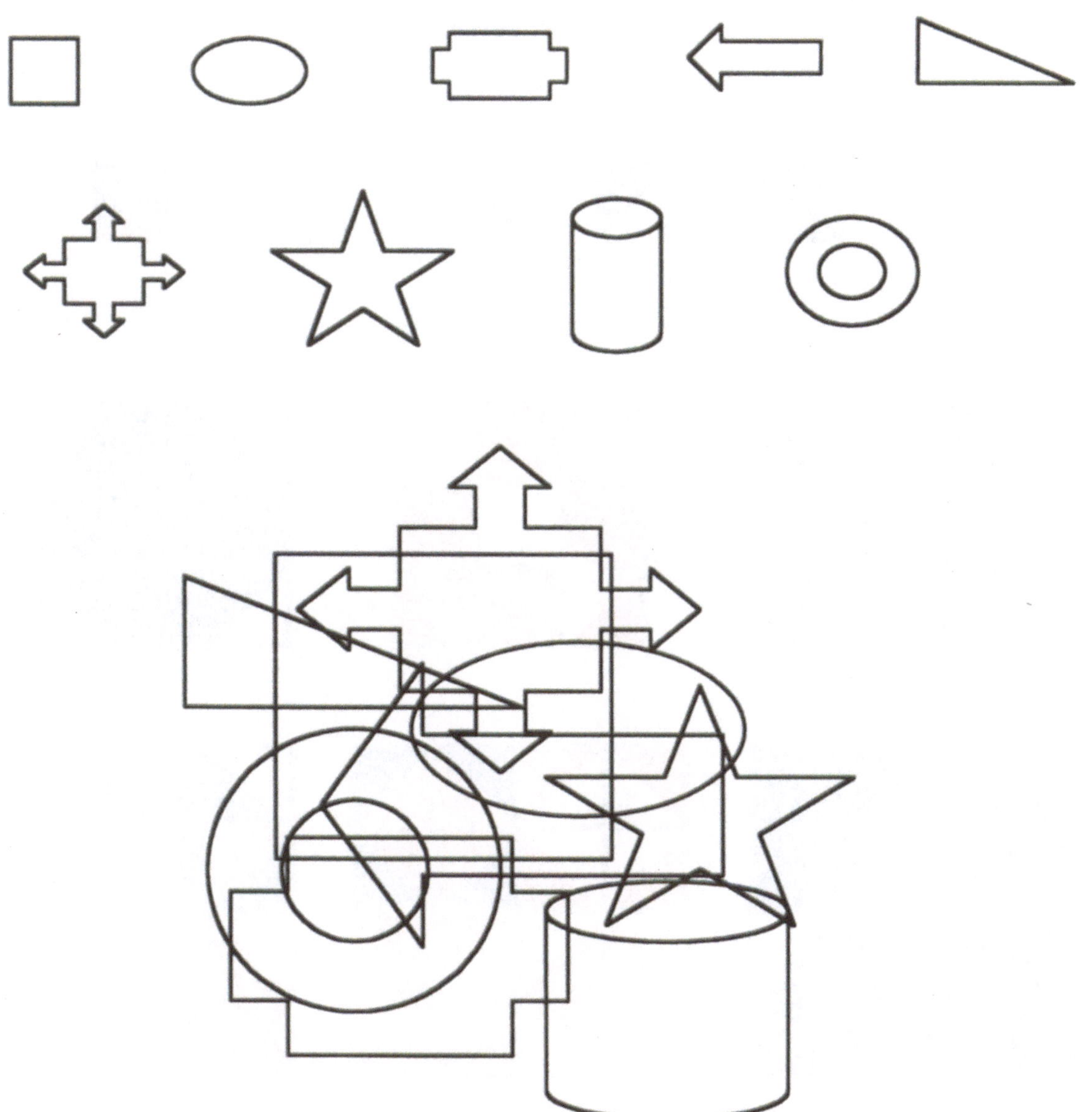

Übung 14: Gestaltwahrnehmung

Die folgenden großen Figuren sind aus den kleinen Figuren zusammengesetzt.
Versuchen Sie die einzelnen Figuren aus den kleinen zusammenzubauen.
Die kleinen Figuren dürfen auch gedreht werden.

Setzen Sie die Zahlen der Kästchen in die leeren Felder auf der nächsten Seite. z.B.
2, 1, 2,...
Es beginnt einfach, wird aber dann schwieriger. Falls Sie die ersten drei Übungen
nicht lösen können gehen Sie zu Aufgabenbereich C.

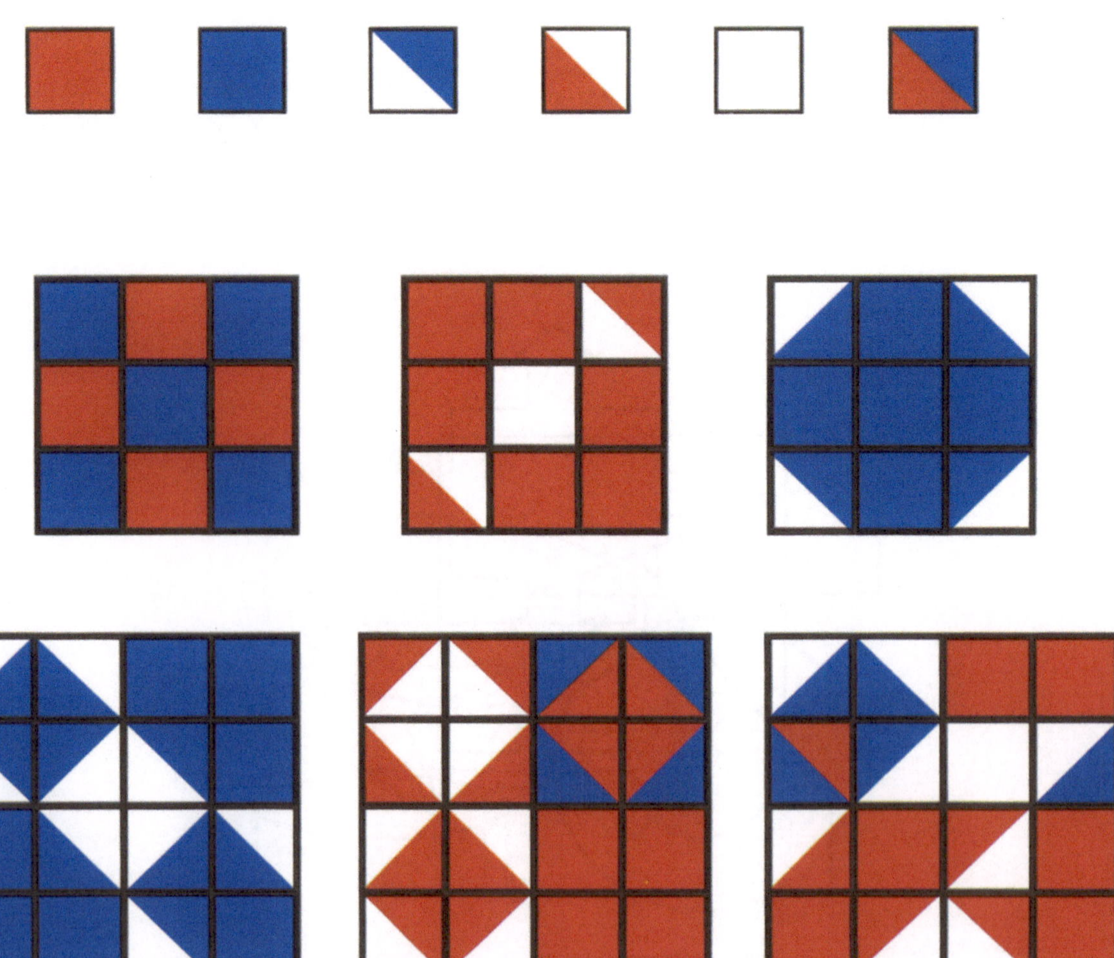

Übung 14: Lösungen

Schreiben Sie die Nummern der Kästchen die Sie benötigen um die jeweilige Figur
zusammenzusetzen in die leeren Felder.

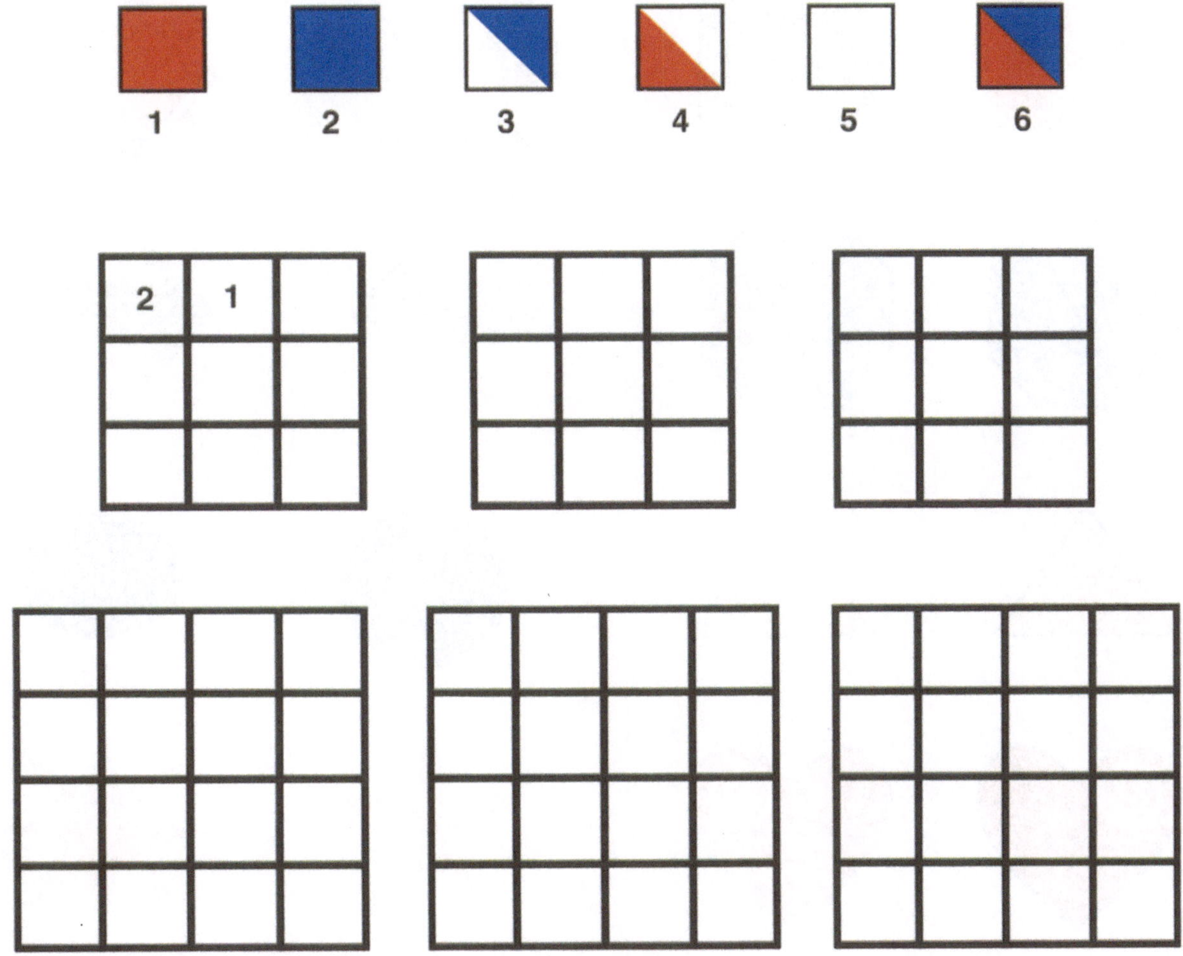

Aufgabenbereich C

Übung 1: Konzentrationsfähigkeit – Umstellbarkeit

Sie sehen unten immer 2x die selbe Figur.
Die rechte Figur unterscheidet sich von der linken aber immer durch einen Fehler.

Finden Sie diesen heraus.

Falls Sie bei dieser Übung starke Probleme haben wechseln Sie zu Aufgabenbereich
C „Realitätsorientierung!"

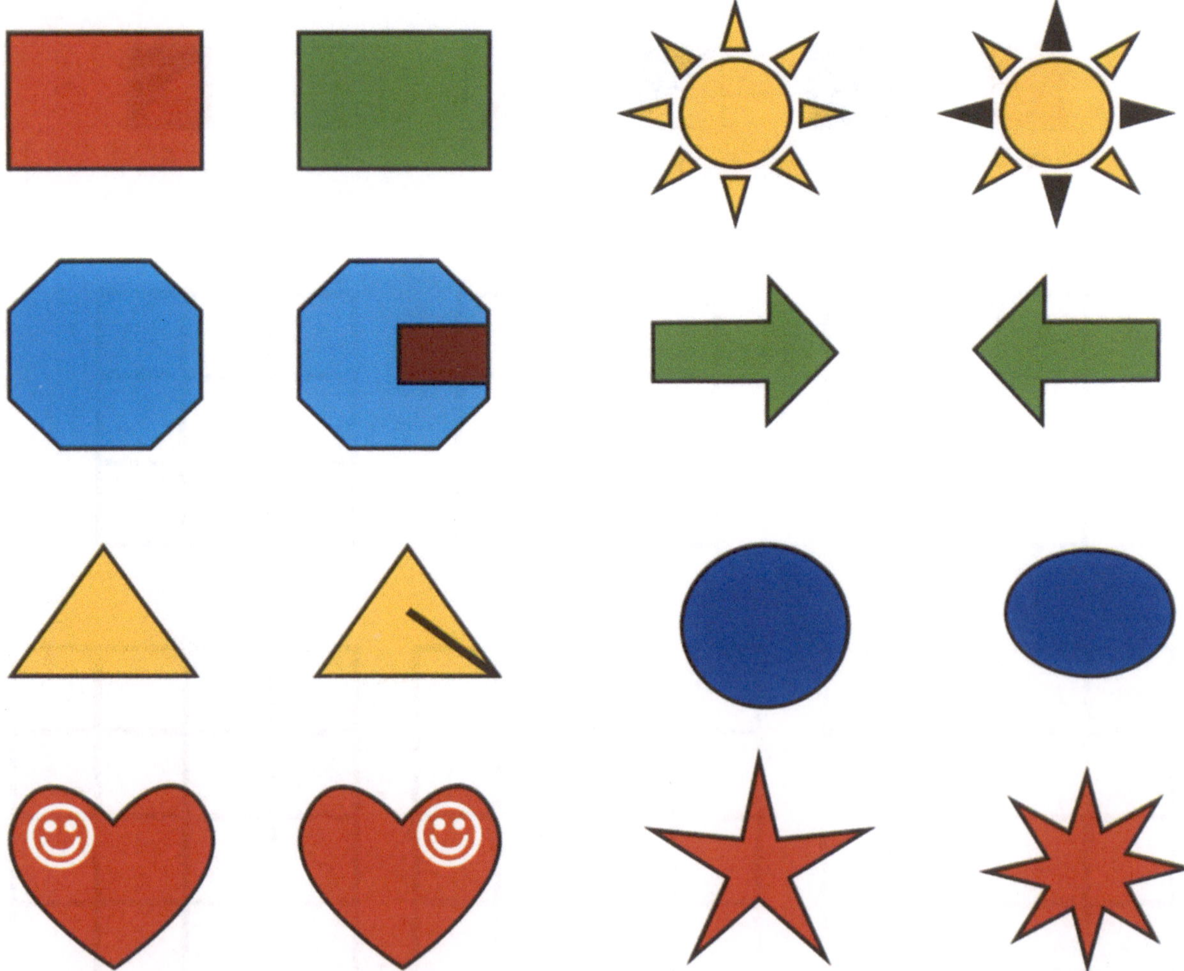

Übung 2: Mittelfristiges Gedächtnis

Sehen Sie sich immer ein Bild der Aufgabe C 1 nochmals an und prägen Sie sich dieses Bild ein.
Decken Sie dann die Seite ab und versuchen Sie sich an das Bild zu erinnern und unten das entsprechende herauszufinden.

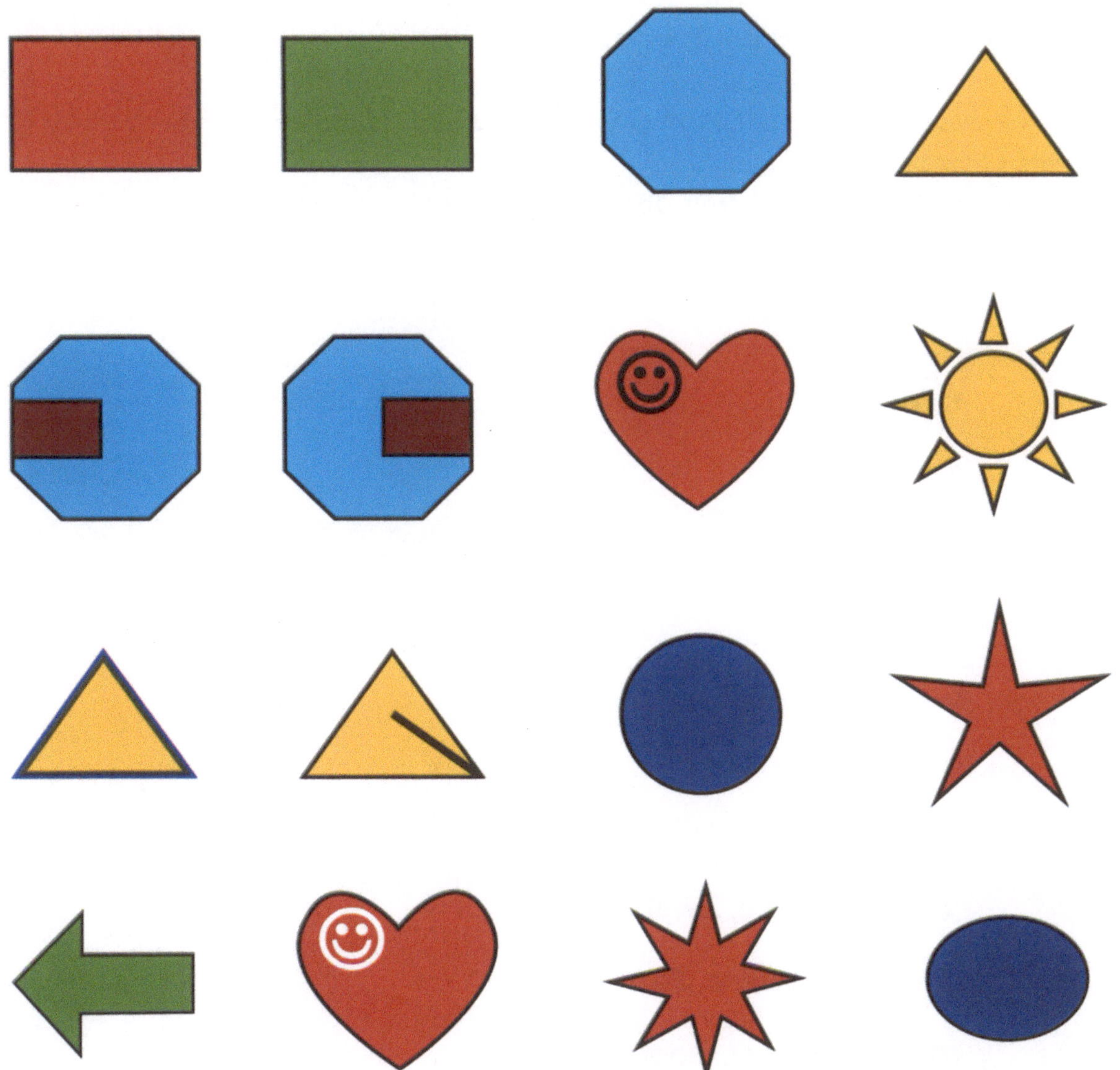

Übung 3: Gedächtnis

Lesen Sie eine der folgenden Wortlisten einmal durch bzw. lesen Sie diese vor.

**Decken Sie dann die Liste ab und versuchen Sie sie aus dem Gedächtnis
zu reproduzieren.**
Wenn Sie sich nicht alle Worte gemerkt haben, wiederholen Sie einfach den Vorgang
bis Sie sich alle gemerkt haben.
Machen Sie das selbe mit der nächst folgenden Wortliste.
Die Listen werden immer länger. Beginnen Sie mit der kürzesten (ein Wort!).

Falls Sie bereits bei dieser Liste Probleme haben, wechseln Sie zu Aufgabenbereich C
„Realitäts-Orientierungs-Training".
Sie können natürlich zum weiteren Üben auch selber Listen nach diesem Muster
erstellen.

1. Auto

2. Fahrrad

3. Katze

4. Maus

5. Gitarre, Geige

6. Löffel, Messer

7. Glas, Tasse

8. Apfel, Birne, Zwetschke

9. Garten, Wiese, Blume

10. See, Wasser, Boot

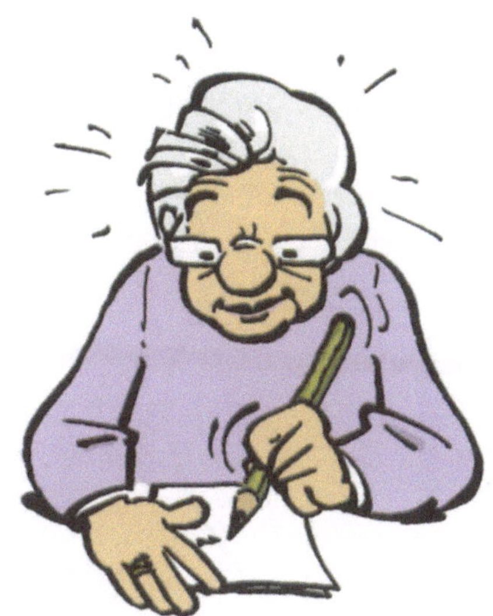

11. Gebirge, Felsen, Bergsteiger

12. Wetter, Wind, Wolken, Regen

13. Stadt, Haus, Verkehr, Auto

14. Geschäft, Obst, Getränke, Kassa

15. Zimmer, Tisch, Sessel, Lampe

16. Getränk, Bier, Wein, Saft

17. Tiergarten, Löwe, Tiger, Kamel

18. Zeitung, Sätze, Worte, Buchstaben

Übung 4: Aufmerksamkeit – Motorik

Bei dieser Aufgabe sollen Sie die vorgegebene Figur nachzeichnen.
Beginnen Sie bei ➡

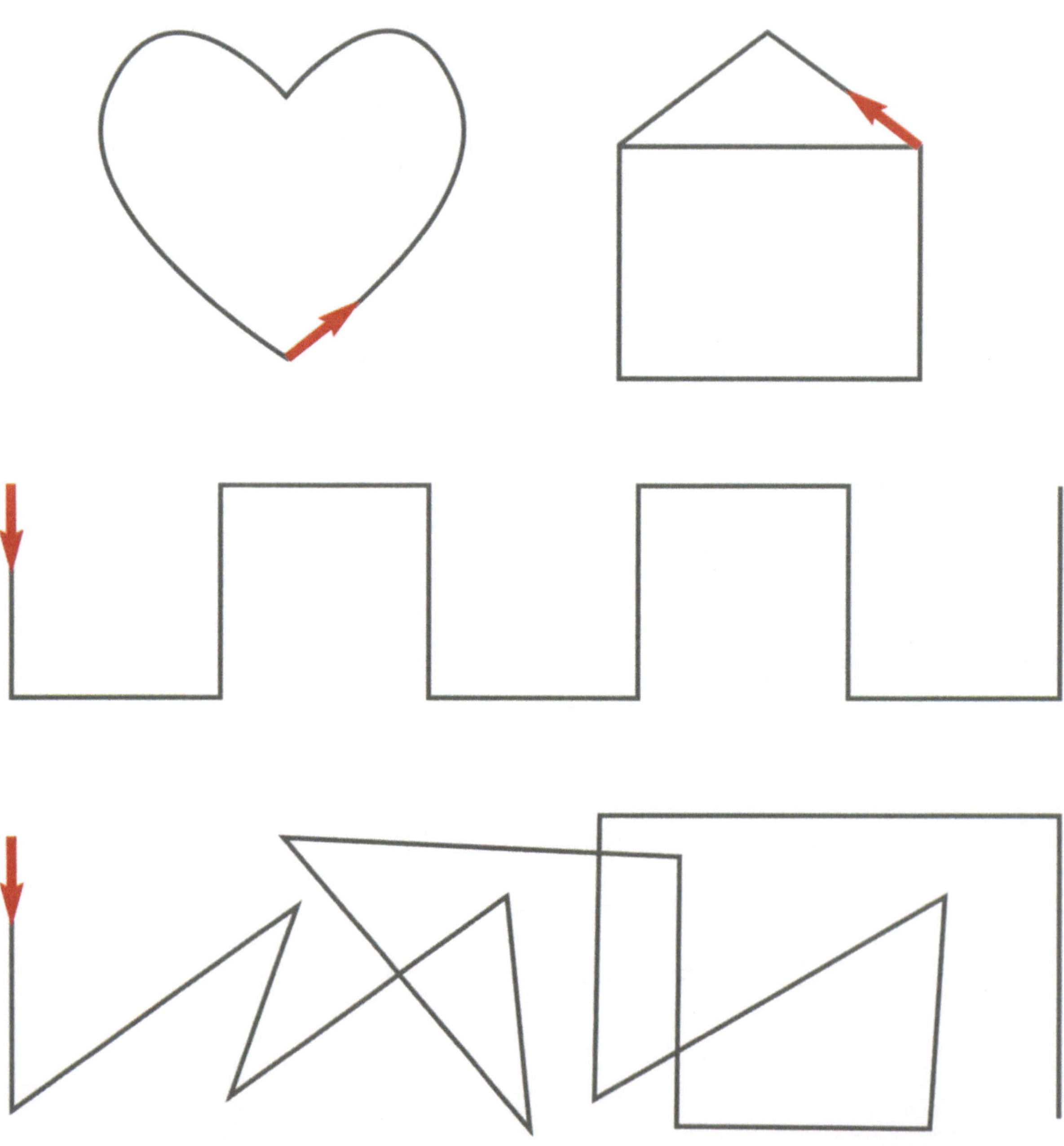

Übung 4a: Aufmerksamkeit – Motorik

Verbinden Sie nun die nachfolgenden Pfeile ➡ immer in die Richtung in die sie zeigen.
Beginnen Sie beim Pfeil links oben.

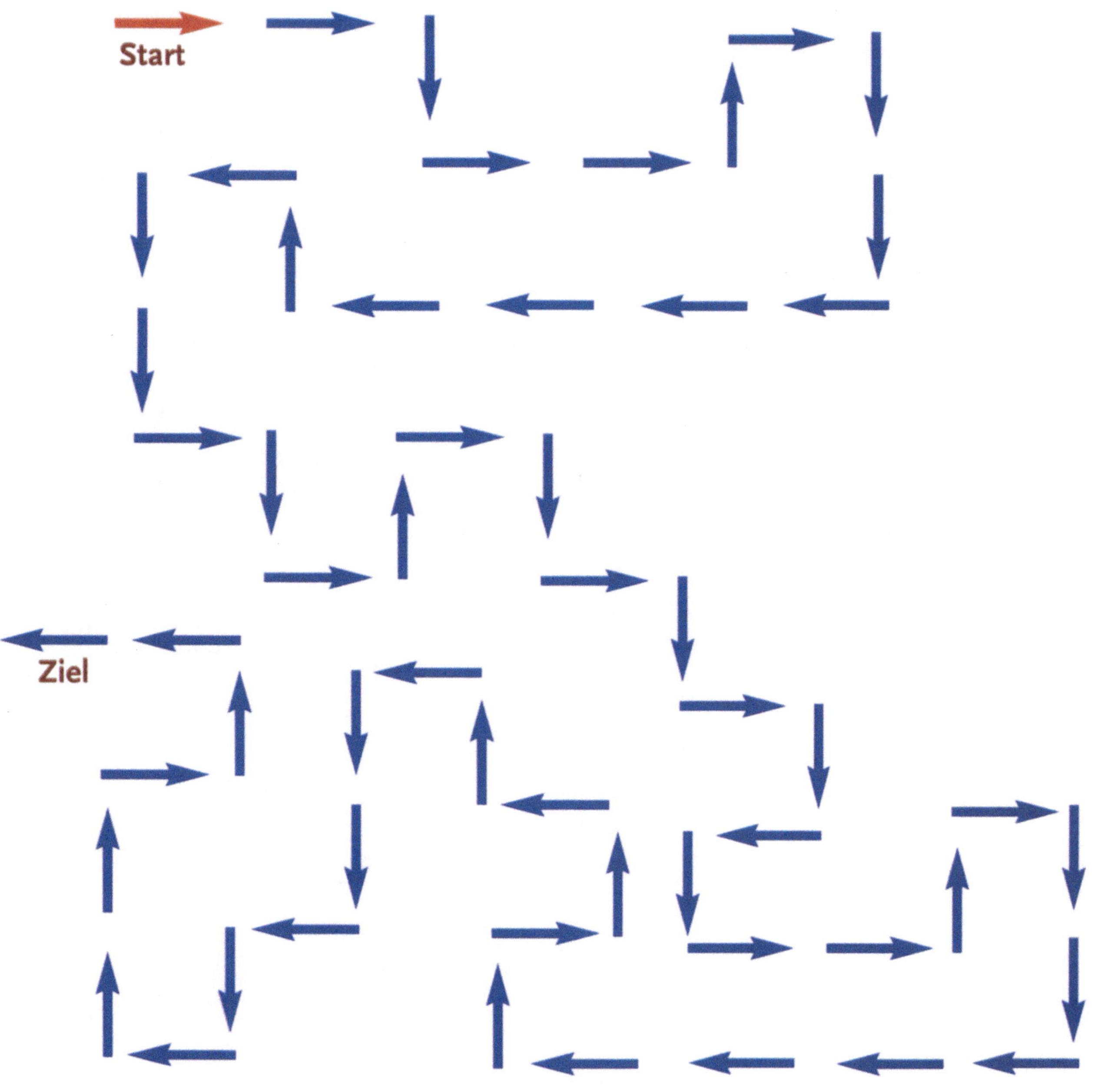

Übung 4b: Aufmerksamkeit – Motorik

Ziehen Sie nun diese Figur nach.

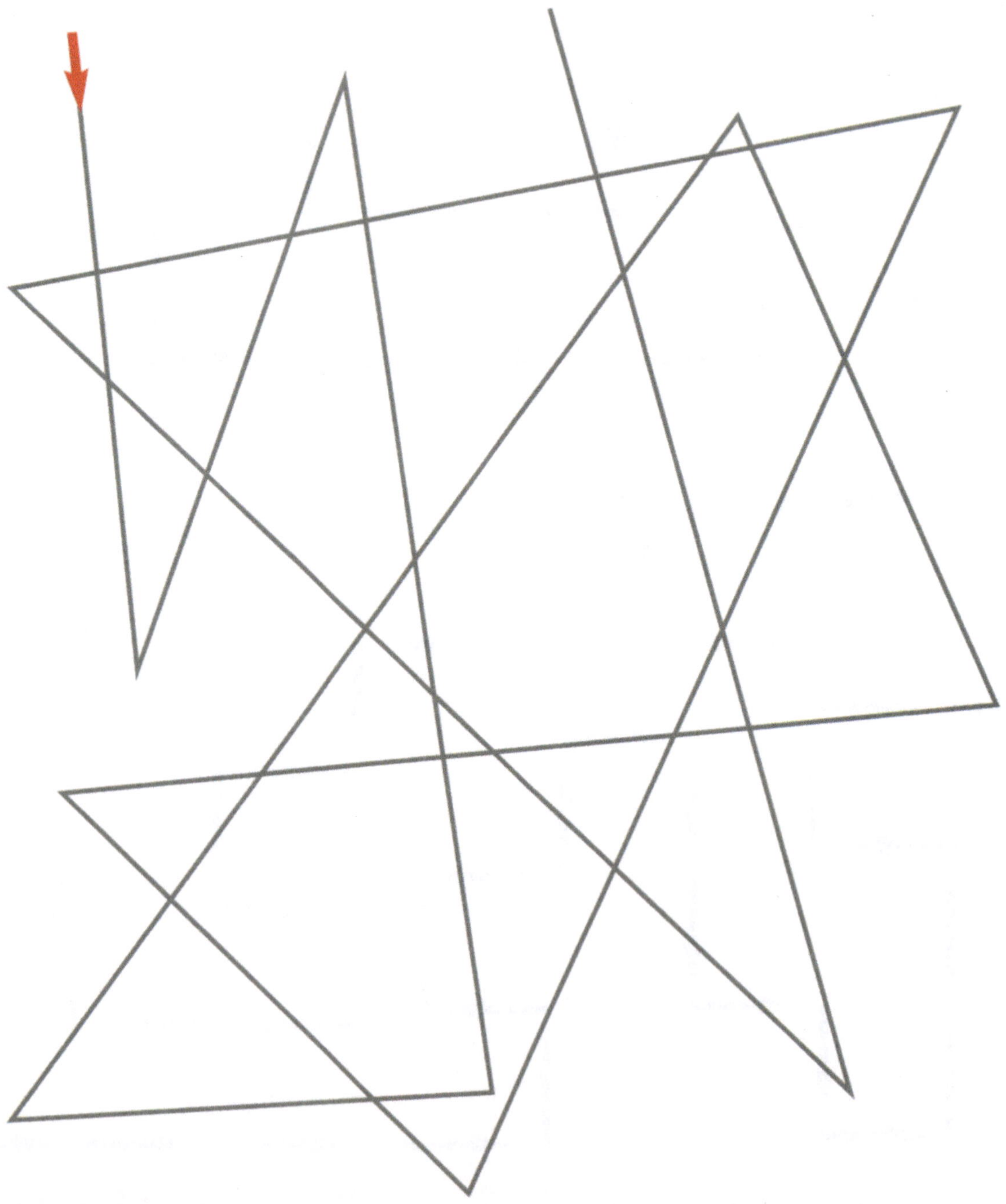

Übung 5: Optisches Gedächtnis

Prägen Sie sich jeweils ein Muster 2 Minuten ein und decken Sie es dann ab.
1) Suchen Sie dann aus den darunter dargestellten Mustern jenes heraus, das
   Sie zuvor gesehen haben.
Falls dies nicht möglich sein sollte, vergleichen Sie die Muster direkt.

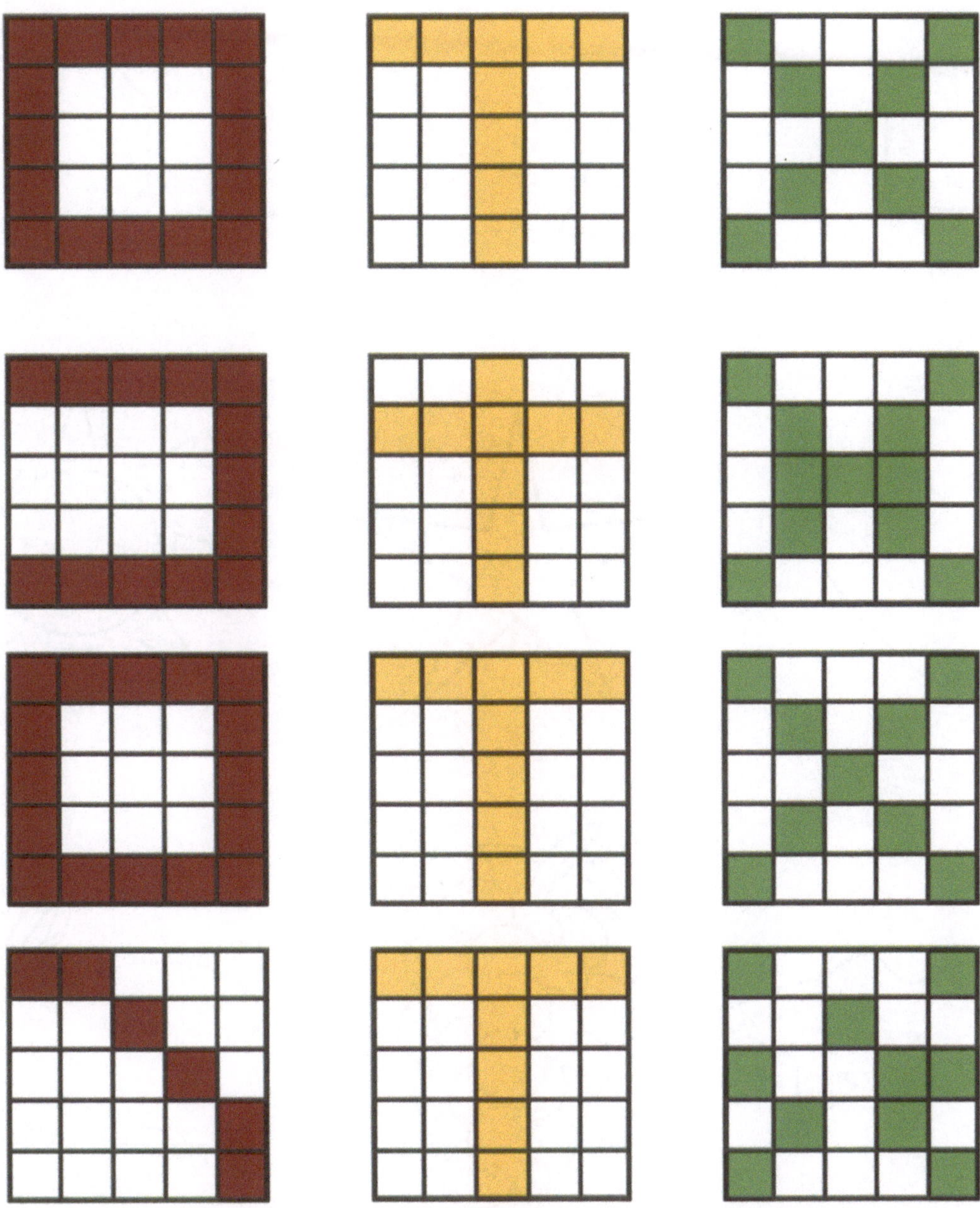

2. Versuchen Sie die Muster nach 1 Minute nochmals aus dem Gedächtnis
   wiederzuerkennen.

Übung 6: Visuomotorik

Versuchen Sie die unten dargestellten Figuren möglichst gut abzuzeichnen und
malen Sie diese dann in einer Farbe aus.

Beginnen Sie bei der obersten Figur links.

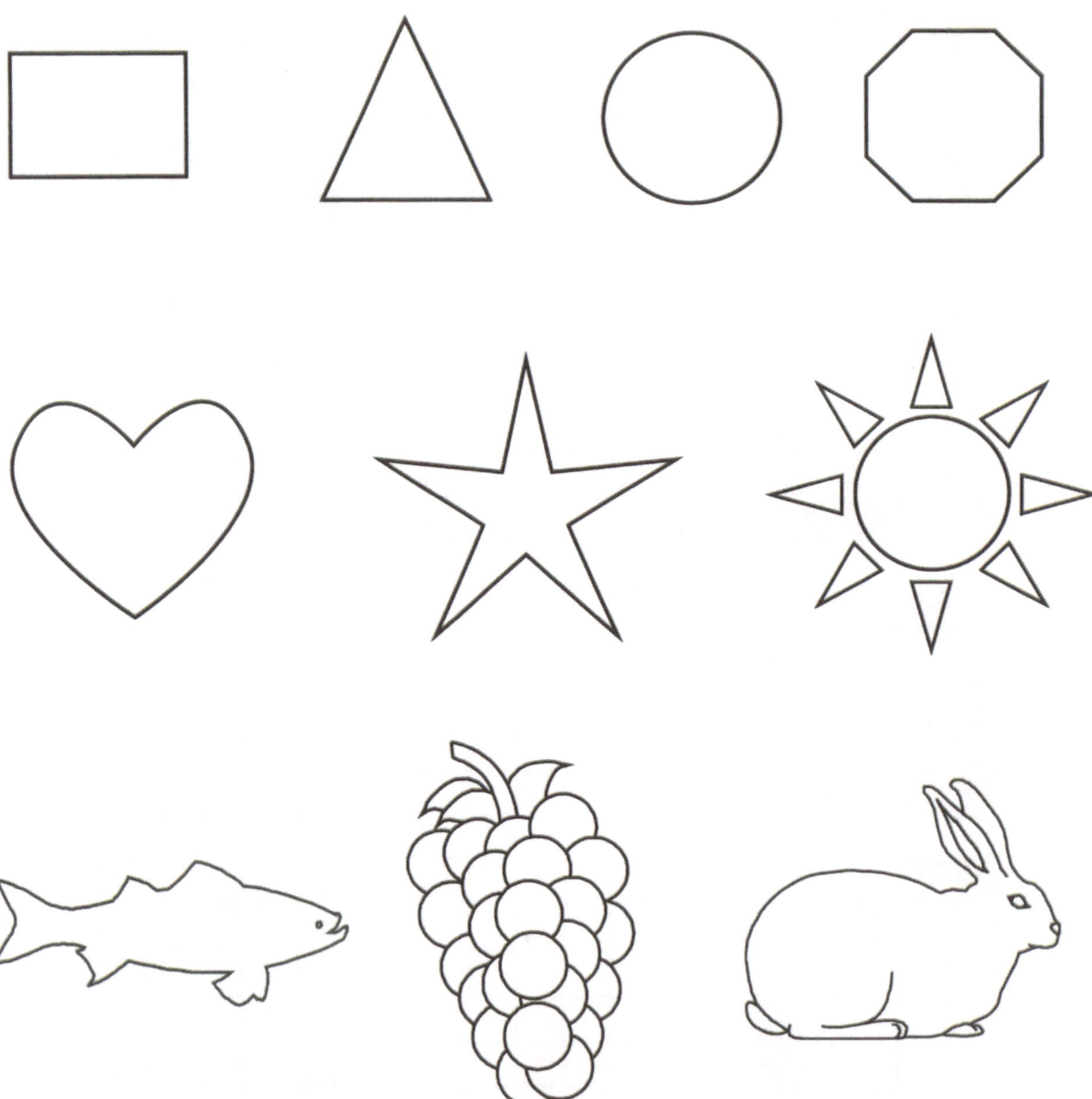

Übung 7: Logisches Denken

In den Kästchen unten sind Figuren dargestellt die zusammengehören. Sie sind auch in unterschiedlichen Farben. Einige Farben und Figuren sind jedoch verloren gegangen. Ergänzen Sie die fehlenden Teile. Es stehen immer zwei gleiche Figuren nebeneinander.

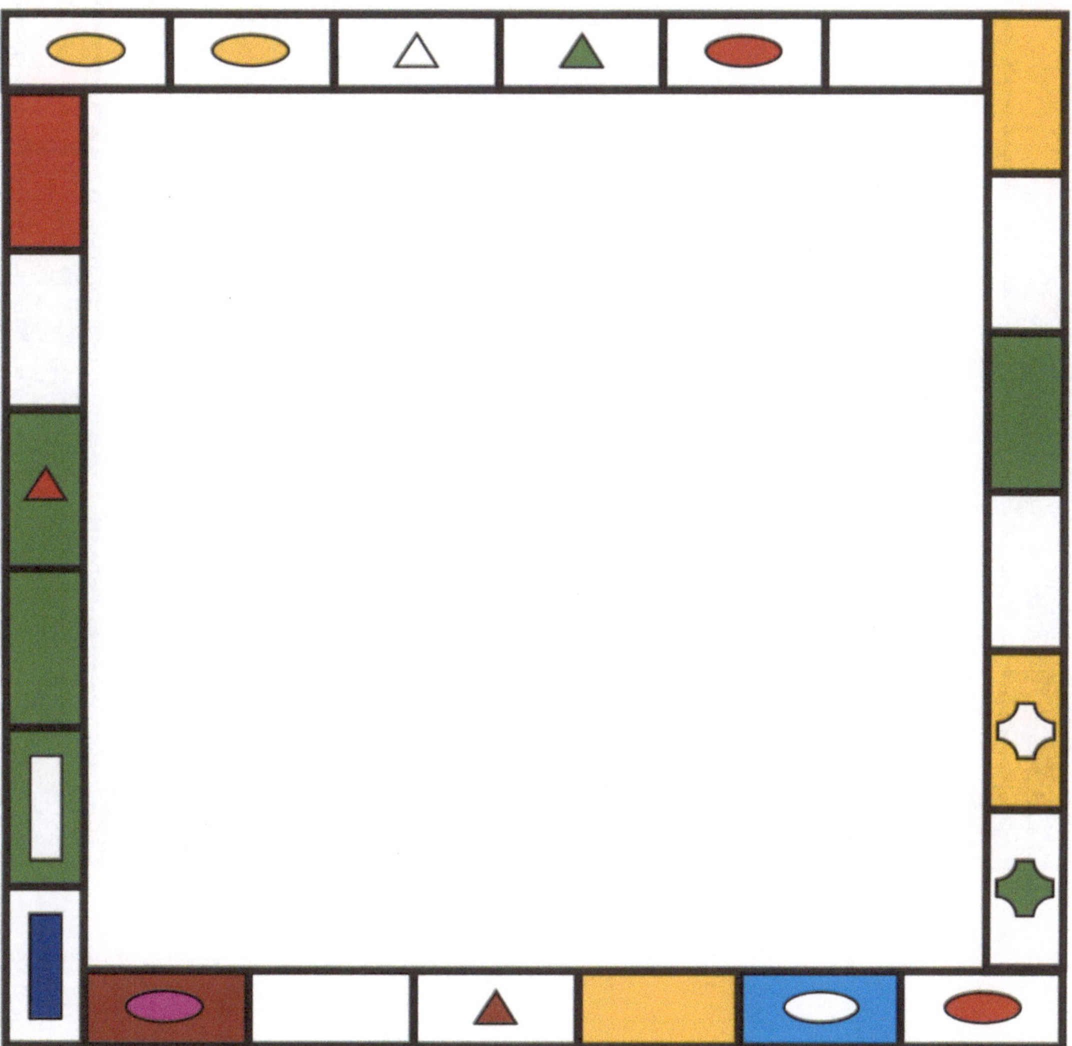

Übung 7: Logisches Denken – Lösung

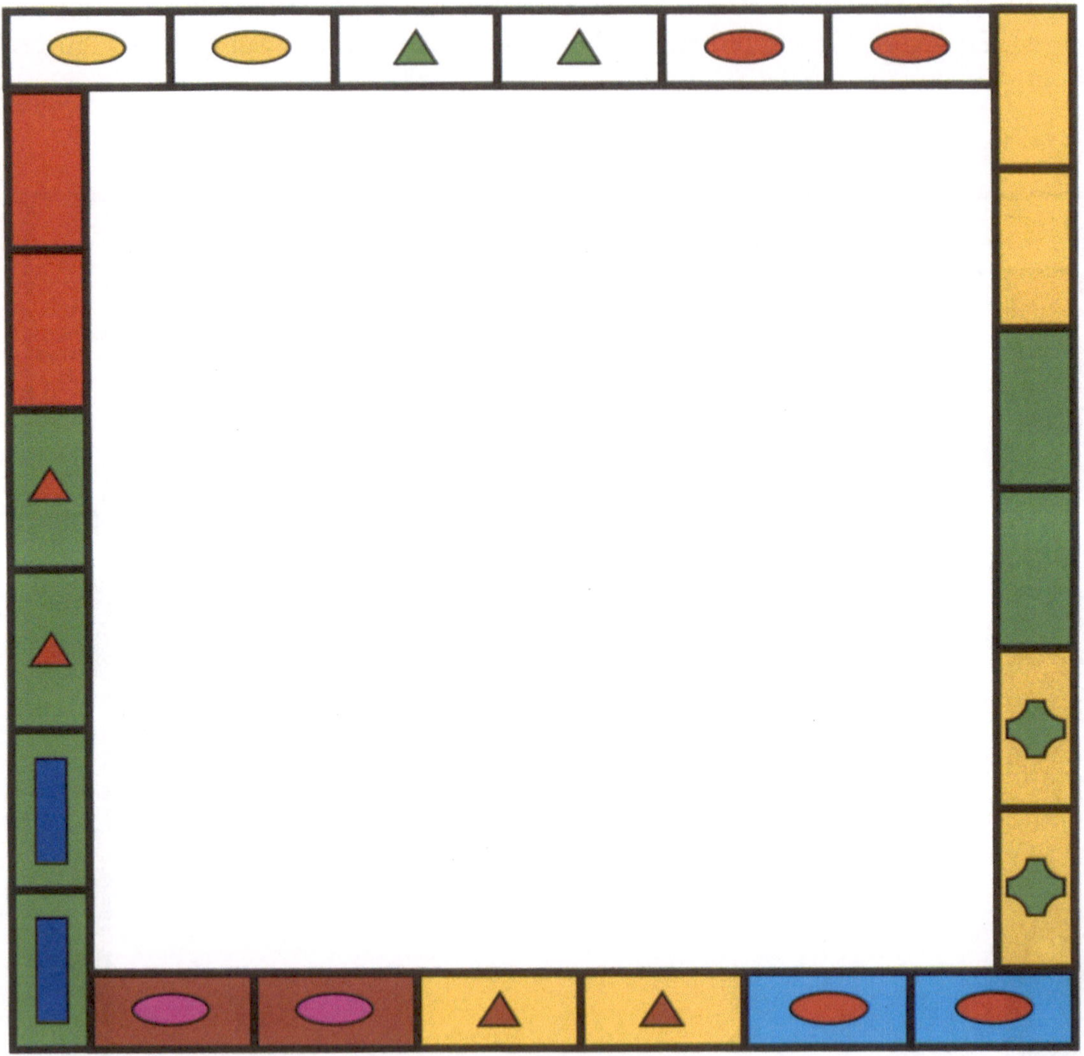

Übung 8: Abstraktes Gedächtnis

Bei dieser Aufgabe ist das abstrakte Gedächtnis gefordert.
Betrachten Sie jeweils eine der linken Figuren eine Minute.
Decken Sie die Figur dann ab und malen Sie die leere Figur auf der rechten Seite mit
der richtigen Farbe aus.
Falls dies nicht mehr möglich sein sollte, wählen Sie einfach die richtige Farbe
aus der Farbpalette durch hinzeigen oder lassen Sie die Figur abmalen.

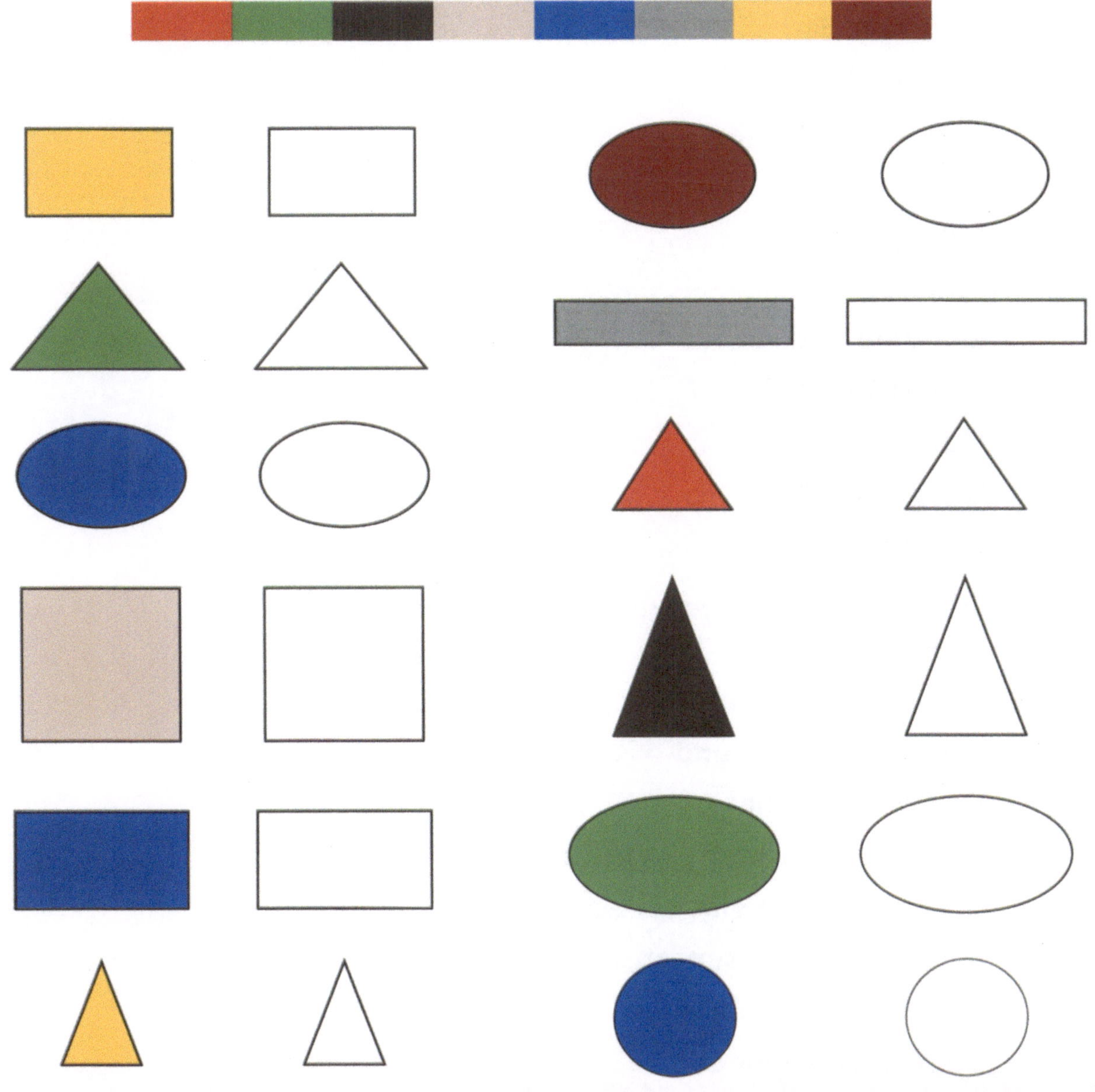

Übung 9: Wortfindung

In den folgenden Aussagen sind immer bestimmte Begriffe oder Namen versteckt.
Was fällt Ihnen dazu spontan ein.
Bei dieser Übung gibt es manchmal mehrere Lösungen.
Nehmen Sie einfach das Wort welches Ihnen spontan einfällt.
Um diesen Bereich noch mehr zu üben, versuchen Sie auch Gespräche über diese
Themen oder bei Spaziergängen Dinge, die Sie sehen, spontan zu benennen.

Muh sagt die . . . .

Peter und . . . .

Katz und . . . .

Mit Putz und . . . .

Anfang und . . . .

Feuer und . . . .

Bei Wind und . . . .

Dieses Tier bellt . . . .

Mann und . . . .

Der gestiefelte . . . .

Das tapfere . . . .

Hänsel und . . . .

Hans im . . . .

Schneewittchen und . . . .

Schneeweißchen und . . . .

Der Wolf und die . . . .

Bei einem Gewitter gibt es Blitz und . . . .

Auf einer Wiese gibt es . . . .

Mein Lieblingsessen ist . . . .

Auf der Straße fahren . . . .

Zum Trinken gibt es . . . .

Übung 10: Logisches Denken – Sprache

In den folgenden Geschichten sind immer Fehler versteckt.
Finden Sie diese heraus.

Falls Ihr Angehöriger nicht mehr selbst lesen kann, machen Sie diese Übung zu einem Spiel und lesen Sie diese vor. Bei den einzelnen Sätzen fragen Sie einfach .....
„Glaubst Du, stimmt das?"
Auch falsche Antworten sind erlaubt. Wichtig ist die Kommunikation.

Eine lustige Reise

Familie Maier macht eine lustige Reise. Alle sind schon aufgeregt. Besonders der Hund redet schon den ganzen Tag vom Wegfahren. Das Taxi ist auch schon da und fliegt alle zum Bahnhof. Endlich kommt der Zug. Familie Maier steigt ein und sucht ihr Zimmer. Dort legen sie sich gleich schlafen.

Der Zug hat den Bahnhof verlassen und schon öffnet sich der Tunnel. Viele Leute schauen aus den Eiskästen und winken zum Abschied. Bald ist der Zug nicht mehr zu sehen. Die Waggons schaukeln auf den Wellen dahin. Familie Maier bekommt Hunger und geht in den Speisewagen. Im Speisewagen ist schon viel Betrieb. Der Automechaniker serviert eine Tasse Kaffee mit Schmieröl. Auch zum Essen gibt es viel. Das Schnitzel hüpft schon vor Freude auf dem Teller. Ein Mann isst es gemütlich mit Löffel und Gabel. Endlich ist das Ziel erreicht. Schon sieht man das Meer und die Schifahrer die herumfahren. Viele Leute steigen aus und ziehen sich gleich auf dem Bahnsteig um. Auch Familie Maier will gleich schwimmen. Aber zuerst ins Hotel. Beim Eingang steht ein Rauchfangkehrer und begrüßt die Gäste. Dann werden Sie in das Gefängnis geführt. Die Betten sind schön überzogen. Auch für den Hund gibt es im Zimmer eine schöne Hundehütte und einen Begrüßungsknochen. Ja, so macht Urlaub Spaß!!

Die folgende Übung soll Ihre Kreativität aber auch Ihr Denken trainieren.
Dazu sollen Sie die begonnenen Bilder fertig zeichnen wie Sie möchten.
Sie können natürlich auch malen.
Alles ist erlaubt, es soll nur der Teil der dargestellt ist beinhaltet sein.

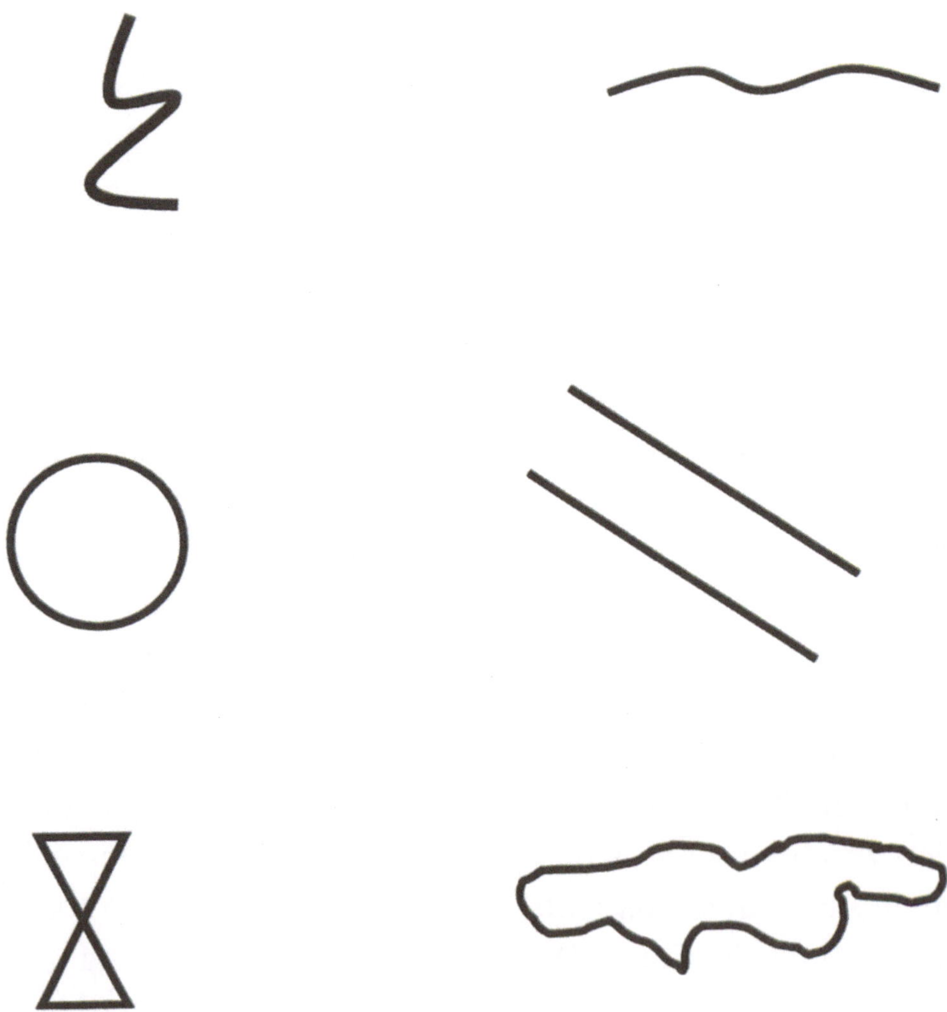

Übung 12: Logisches Denken – Sprache

Die folgenden Aussagen sind entweder logisch oder nicht logisch.
Finden Sie heraus was richtig ist.

z.B. Auf einen Baum läuft man hinauf. – Das stimmt natürlich nicht!

Falls Ihr Angehöriger nicht mehr selbst lesen kann, machen Sie diese Übung zu einem Spiel. z.B. glaubst Du stimmt das?

Diese Farbe ist rot.

Diese Farbe ist grün.

Eine Katze miaut.

Der Hund hat zwei Flügel.

Einen Apfel kann man essen.

Diese Figur hat fünf Ecken.

Ein Clown ist lustig.

Die Suppe isst man mit der Gabel.

Im Sommer sind alle Seen zugefroren.

Ameisen sind fleißige Tiere.

Gurken sind viereckig.

Hänsel und Gretel sind Geschwister.

Kaffee wird aus Gras gemacht.

Einen Brief wirft man in den Abfalleimer.

Käse wird aus Milch gemacht.

In der Scheune brüllt der Tiger.

Die Fische singen im Wasser Lieder.

Auf den Bäumen wachsen Muscheln.

Beim Auto reichen alle Räder bis zum Boden.

Das Schnitzel wird mit einer Axt weichgeklopft.

Übung 12a: Logisches Denken

Bei dieser Übung sollen Sie jene Abbildungen herausfinden die zusammengehören.

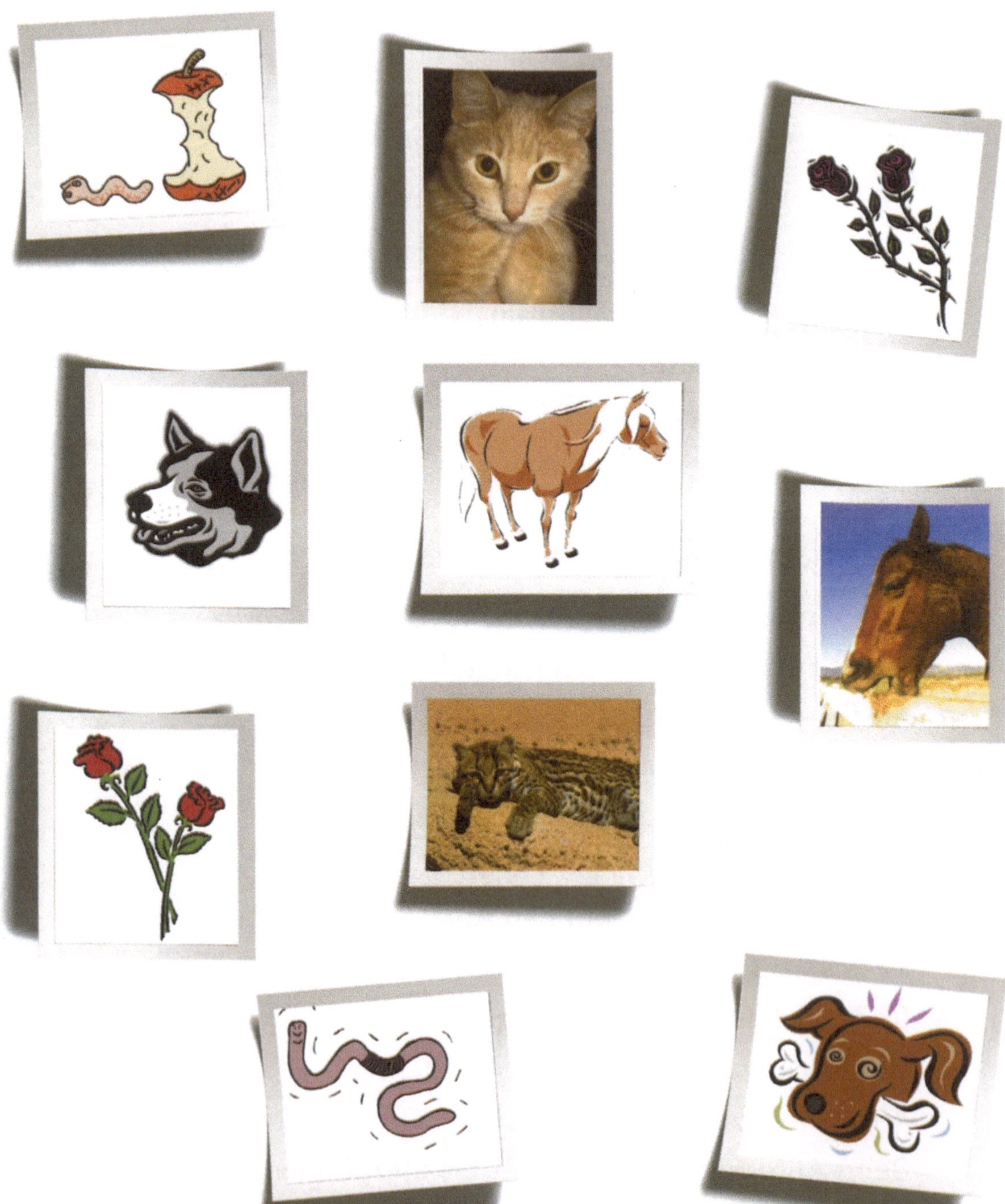

Übung 13: Gestaltwahrnehmung

Die folgenden Figuren sind aus der großen Vorlage herausgefallen.
Versuchen Sie die einzelnen Figuren zu erkennen und mit einem farbigen Stift
die entsprechende Fläche in der richtigen Farbe auszumalen.

Übung 14: Gestaltwahrnehmung

Bei dieser Übung sind immer Figuren in Teile zerschnitten worden.

Setzen Sie einfach die richtigen Teile zusammen.

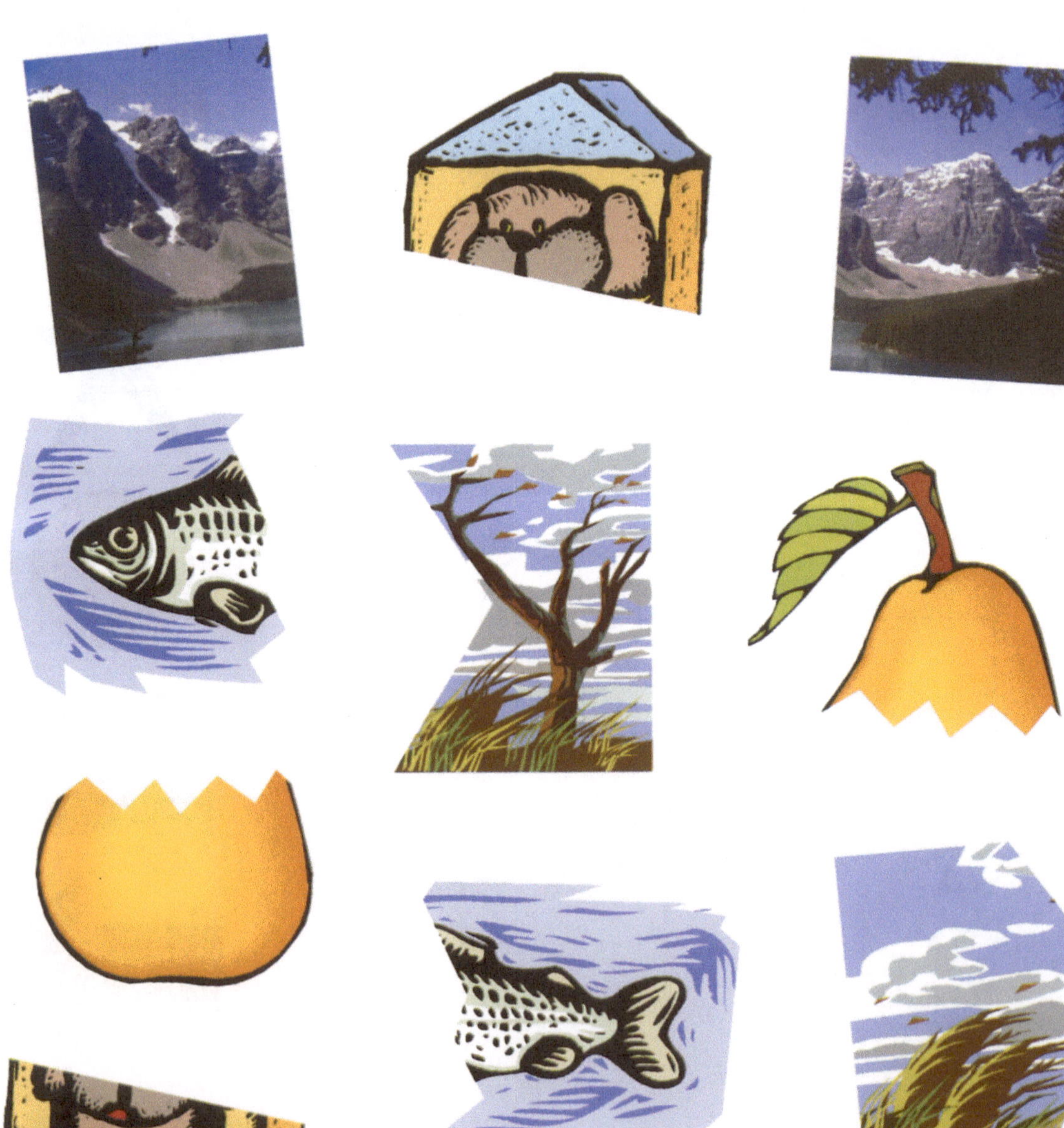

Übung B1: Lösung

Viele Menschen glauben, dass im Alter alles schlechter wird. Das ist aber nicht richtig. Auch im Alter können viele Leistungen durch regelmäßiges Training erhalten oder auch verbessert werden. Das gilt sowohl für den Körper aber auch für den Geist. So zeigen Untersuchungen bei alten Menschen, dass die Personen, die sich körperlich und geistig fit halten gesünder, aktiver und zufriedener altern. Aber nicht nur Training und Üben ist wichtig. Vor allem das Teilnehmen an den alltäglichen Dingen beugt Altersbeschwerden durch Isolation und Vereinsamung vor. Soziale Kontakte, das Treffen mit Freunden und Bekannten, möglichst viele Dinge selbst zu tun und auch neue Dinge ausprobieren. So ist etwa der Computer und das Internet eine Herausforderung für viele ältere Menschen. Vorerst gilt es aber die Angst vor diesem neuen Medium abzubauen. Viele ältere Menschen haben Angst, sie könnten etwas kaputt machen und trauen sich deshalb nicht an Computer heran. Aber auch hier ist es wie mit vielen neuen Dingen. Hat man es erst einmal erprobt stellt sich heraus, dass es gar nicht so schwer ist. Oder könnten Sie sich heute noch ein Leben ohne Waschmaschine oder Fernseher vorstellen. Auch das Telefon ist zum alltäglichen Gegenstand geworden. Ohne dass man daran denkt benutzt man es. So ist es auch mit dem Altern selbst. Nehmen Sie es nicht als Schicksal dem man einfach hilflos ausgeliefert ist, sondern als Herausforderung. Immerhin beträgt dieser Lebensabschnitt für viele Menschen nach der Pensionierung etwa dreißig Jahre. Deshalb gilt die Devise – „geistig fit ins Alter". Viel Spaß bei den Übungsaufgaben. Auch wenn manches vielleicht schwieriger ist.

Wie kann man einen an einer Demenz bzw. an Alzheimer erkrankten Menschen unterstützen, um seine Fähigkeiten möglichst lange zu erhalten?

Mit der zunehmenden Einschränkung der geistigen Funktionen nimmt auch die Leistungsfähigkeit des Demenz- bzw. Alzheimer Kranken und seine Fähigkeit für sich selbst zu sorgen ab.
Am Anfang entstehen oft Schwierigkeiten bei der Ausführung von komplizierteren Aufgaben im Beruf, im Haushalt, beim Einkauf, bei der Einnahme von Medikamenten, bei der Durchführung von Finanz- oder Amtsgeschäften, beim Telefonieren oder beim Benützen von öffentlichen Verkehrsmitteln.

Trotz der nachlassenden Fähigkeiten sollen die Betroffenen aber nicht als hilflos betrachtet oder wie Kinder behandelt werden. Ihnen sollen nicht schon frühzeitig alle Aufgaben abgenommen werden, nur weil sie ihnen schwerer fallen als früher und mehr Zeit zur Durchführung benötigt wird. Die Angehörigen und Betreuer müssen sich dem Tempo und den Möglichkeiten des Erkrankten anpassen und seine bisherigen Gewohnheiten und Eigenheiten möglichst unverändert lassen. Da dem Kranken seine Defizite vor allem am Beginn der Erkrankung sehr schmerzlich bewußt sind, sollte man ihn nicht auf seine Fehler hinweisen, sondern ihm vielmehr Erfolgserlebnisse und das Gefühl, nützlich zu sein, vermitteln.
Die Betreuer müssen lernen, mit Fortschreiten der Erkrankung ihre Erwartungen zurückzuschrauben, sich den Veränderungen anzupassen und den Kranken nicht zu überfordern.
Andererseits hat es sich gezeigt, dass es für den Kranken besonders wichtig ist, aktiv tätig zu sein und sich zu beschäftigen, weil dadurch seine Selbstständigkeit und Eigenkompetenz länger erhalten bleiben, sein Leben sinnvoller erscheint und sein Selbstwertgefühl gesteigert wird.

Hier wollen wir Ihnen Möglichkeiten für ein sinnvolles Beschäftigungs- und Reorientierungsprogramm anbieten, wobei man immer bedenken sollte, dass nicht alle Angebote für jedermann passend sind und Sie damit rechnen müssen, immer wieder auf Widerstand seitens des Kranken zu stoßen. Seine Möglichkeiten und Fähigkeiten sind nicht nur vom Krankheitsstadium, sondern auch von seiner Tagesverfassung, seinem Wohlbefinden und nicht zuletzt auch von der Stimmung und dem Wohlbefinden der Betreuungspersonen abhängig.

Alle Aktivitäten und Anregungen, die Sie Ihrem Patienten anbieten, sollten in spielerischer Form und keinesfalls im Form eines Lernprogrammes gebracht werden. Offensichtliche Niederlagen für den Kranken sollen auch beim Spielen vermieden werden.

Als hilfreich und für die meisten Patienten annehmbar haben sich (Re)Orientierungsübungen und die sogenannte Reminiszenz- oder Biographiearbeit erwiesen.

Grundüberlegungen für die Durchführung eines
REALITÄTS-ORIENTIERUNGS-TRAININGS

Die folgenden Anleitungen sind als Unterstützung für die Durchführung eines Realitäts-Orientierungs-Gedächtnis-Trainings einzeln oder in Gruppen gedacht. Sie eignen sich auch zum Einsatz bei Personen mit einer mittelschweren bis stärkeren Demenz. Die Übungen sollten eher spielerisch im Alltag integriert werden. Leistungsdruck und Überforderung ist zu vermeiden.
Der Ablauf sollte nach folgendem Schema erfolgen.

Übungsablauf

Beginn: Am Anfang eines solchen Trainings sollten immer leichte Übungen aus dem Bereich der Orientierung zur eigenen Person bzw. dem Altgedächtnis durchgeführte werden. Das fördert die Motivation, schützt vor Überforderung und hilft auch dem Betreuer, sich über das aktuelle Leistungsniveau des Erkrankten zu informieren.
Mittelteil: Wenn der Anfangsblock erfolgreich absolviert wurde können auch Übungen aus anderen Bereichen der Orientierung, die auch Leistungscharakter haben können aber nicht überfordern sollten, integriert werden. Hier sollte auch ein vermehrter Bezug zum aktuellen Leben hergestellt werden. Nützen Sie auch hier die Fähigkeiten des Altgedächtnisses und der vorhandenen Automatismen.

Abschluss: Da ein Training immer auch etwas anstrengend ist, aber primär eine positive Erinnerung bleiben sollte eigen sich als Abschluss und Motivation Lieder hören, gemeinsam etwas essen und trinken oder einfach nur Spaß machen.

Übungen

Orientierung zur eigenen Person

Erarbeitung des eigenen Namens
- Jeder nennt seinen Namen, sonst Hilfestellung durch Vorgabe von 3 Alternativen, in denen der eigene Name auch enthalten ist.
- Nach Möglichkeit sollten die Teilnehmer ihren Namen auf Kärtchen selber aufschreiben, falls nicht möglich, sollte Hilfe gegeben werden.
- Namen durch Ballspiel eintrainieren: „Ich bin die/der X und wer sind Sie?"
- Aus einem Pool von Photos die der Teilnehmer heraussuchen.
- Namenskärtchen lesen und sie, wenn möglich der dazugehörigen Person (Foto) zuordnen.
- Erarbeitung des Geburtsdatums und Alters. Unterstützung durch die Vorgabe von Alternativen und Hilfen.
- Diskussion über die Biografie (Beruf, Leben, Familie,...) ohne Leistungscharakter

Orientierung zu Zeit

Erarbeitung des Datums, der Jahreszeit und Uhrzeit
- auf einem Kalender nachsehen lassen
- aus dem Fenster sehen lassen: „Ist es draußen eher warm oder kalt?"
- „Was waren in letzter Zeit für Feiertage bzw. Feste?"
- ev. den Teilnehmern auch Auswahlmöglichkeiten vorgeben
- Hilfe durch Uhr etc.
- Gespräche über zeitspezifische Themen
- Tagesablauf (aufstehen, essen, etc.)
- Pflanzen
- Tiere
- Kleidung
- Tätigkeiten
- Speisen und Getränke etc.

Örtliche Orientierung

Erarbeitung, wo man sich gerade befindet
- auf einer vorher aufgehängten Landkarte
- zeigen lassen bzw. zeigen
- Bilder der gewohnten Umgebung mit markanten Inhalten (Gebäude, Plätze,..)zeigen
- Regional typische Lieder vorspielen etc.
- Einbeziehung anderer Orte (z.B. Urlaubsorte) durch Fotos, Lieder, etc.

Situative Orientierung

Das Wetter gemeinsam erarbeiten
- aus dem Fenster sehen
- entsprechende Wettersymbole

Die Jahreszeiten erarbeiten
- „Welche Jahreszeiten gibt es?"
- Fotos von Tätigkeiten bzw. spezifischen Ereignissen zeigen und die Teilnehmer befragen: „In welcher Jahreszeit macht man das?" – „In welcher Jahreszeit passiert das?"
- Bilder eines Jahreszeitkalenders
- Weitere situationsspezifische Themen erarbeiten
- Tätigkeiten: Was braucht man zum Essen, Trinken,...
- Orte: Was tut man in einem Gasthaus, beim Arzt,...
- Ereignisse: Was passiert zu Weihnachten, Ostern, etc. (Wenn möglich durch Bilder oder andere markante Inhalte unterstützen!)

Weitere unterstützende Maßnahmen

Zusätzlich zu obigen Übungen ist es wichtig, die Umgebung des Erkrankten so zu
gestalten, dass die Orientierung erleichtert wird und Gefahren vermieden werden.
Einige Beispiele:
Achten Sie darauf, dass die Uhren in Ihrer Wohnung die richtige Zeit anzeigen.
Markieren Sie das tägliche Datum auf einem gut lesbaren Kalender und sagen Sie
schon in der Früh: „Heute ist der ...." und wiederholen Sie das täglich einige Male,
bringen Sie ein Brett oder eine Pinwand für Nachrichten an und machen Sie es zur
Gewohnheit, dieses zu benützen.
Machen Sie am Morgen eine Liste mit den täglichen Aktivitäten und lassen Sie den
Kranken alles abhaken was erledigt ist.
Schreiben Sie einen gut lesbaren Zettel, wenn Sie weggehen, auf dem Sie vermerken
wo Sie hingegangen sind und wann Sie zurück kommen, machen Sie daraus eine
Routine.
Bewahren Sie beliebte oder wichtige Gegenstände (Brillen, Schlüssel, Handtasche,
etc.) an gewohnten Plätzen auf, wo sie auch leicht gesehen und gefunden werden
können.

Machen Sie täglich zur gleichen Zeit Spaziergänge mit dem Kranken, gehen Sie möglichst immer den gleichen Weg und weisen Sie auf bestimmte Geschäfte, bekannte
Gebäude oder markante Stellen hin (z.B. das ist die Trafik, hier ist der Arzt, hier wohnt
die Frau N., da ist das gelbe Haus), machen Sie auch daraus eine Routine. Wenn Ihnen die täglichen Spaziergänge zu mühsam werden, versuchen Sie eine zweite Person
einzuschleusen, wie z.B. Besuchsdienst, freiwillige Helfer oder andere Verwandte.

Nehmen Sie den Kranken solange wie möglich zum Einkaufen mit, machen Sie gemeinsam eine Einkaufsliste und lassen Sie ihn die gekauften Gegenstände abhaken.
Üben Sie das Telefonieren, wenn noch möglich und schreiben Sie wichtige Telefonnummern deutlich auf das Anschlagbrett.
Machen Sie auch regelmäßig Ausflüge z.B. in den Zoo, in ein Museum, einen Botani-
schen Garten oder einen schönen Park, gehen Sie mit dem Patienten ins Kaffeehaus
oder Restaurant, auch wenn es manchmal peinlich ist. Informieren Sie Nachbarn,
Freunde und die Geschäftsleute der Umgebung über die Krankheit Ihres Angehörigen,
sie werden verständnisvoller reagieren. Verstecken Sie Ihren Angehörigen nicht zu
Hause, Sie brauchen beide soziale Kontakte. Nehmen Sie Hilfe von Anderen an.

Auch wenn die Sprache schon gestört ist, kann das Singen alter vertrauter Lieder noch gut möglich sein, Musik in jeder Form kann zur Verbesserung der Stimmung beitragen und in schwierigen Situationen Ablenkung bieten.

Lesen Sie Ihrem Angehörigen kurze Geschichten oder Zeitungsartikel vor, schauen Sie mit ihm Zeitschriften mit Bildern, Gartenkataloge oder Tierbilder an oder lassen Sie ihn zeichnen oder malen und sprechen Sie mit ihm über seine Bilder, auch wenn Sie Ihnen unverständlich vorkommen.

Geben Sie ihm Gegenstände zum Fühlen und Betasten, z.B. Ton oder Stofftiere.

Auch die Beschäftigung mit Kindern oder Tieren macht den Betroffenen oft Freude. Kinder sollten allerdings auf mögliche Probleme vorbereitet werden.

Beschriften Sie Türen oder Kästen mit deutlich lesbaren Bezeichnungen oder Symbolen in kräftigen Farben, weisen Sie immer wieder darauf hin.

Sorgen Sie für eine ausreichende Beleuchtung aller Zimmer, Gänge und Treppenhäuser. Auf dem Weg zwischen Schlafzimmer und Toilette oder Bad sollte auch nachts eine 25-Watt-Lampe brennen.

Halten Sie Reinigungsmittel, Medikamente und andere gefährliche Dinge unter Verschluss, auch gefährliche Elektrogeräte (Bügeleisen, Brotschneidemaschine, Fön usw.) sollten außer Reichweite des Kranken aufbewahrt werden, wenn er nicht mehr in der Lage ist, diese gefahrlos zu bedienen.

Beseitigen sie Stolperfallen durch kleine Teppiche oder rutschige Bodenbeläge bzw. Türstaffel.

Eines der Hauptprobleme im Laufe der Erkrankung ist das gestörte Kurzzeitgedächtnis, das Langzeitgedächtnis hingegen bleibt sehr lange erhalten und der Kranke scheint oft in einer anderen, längst vergangenen Zeit zu leben. Das ist für ihn die Realität, auch wenn dies für uns unverständlich und oft schmerzlich ist, besonders wenn er die nächsten Angehörigen nicht mehr erkennt.

Schauen Sie mit dem Kranken alte Fotoalben an, stellen Sie diese neu zusammen mit Fotos, Souvenirs und Dokumenten (Kopien) der wichtigsten Ereignisse und Stationen seines Lebens. Suchen Sie Bilder seiner Heimat, seines früheren Wohnortes oder seiner Lieblingsgegend und stellen Sie so gemeinsam eine Chronik seines Lebens zusammen.

Beschriften Sie Fotos von Familienmitgliedern oder guten Freunden mit Namen, z.B. das sind die Enkelkinder N.,N., bringen Sie auch diese auf einer Pinwand an und schauen Sie sie immer wieder gemeinsam an.

Sprechen Sie mit ihm über vergangene Zeiten, hier kennt er sich meist gut aus und erinnert sich oft an Ereignisse oder Dinge, die Sie selbst schon vergessen haben.
Sprechen Sie mit ihm über Erlebnisse in seiner Jugend oder frühen Erwachsenenzeit, seinen Militärdienst, über seine Ausbildung, sein Berufsleben und über seine früheren Hobbies und alles was ihm Freude bereitet hat. Sie können auch versuchen mit ihm gemeinsam ein Tagebuch zu führen, mit vielen Bildern, Zeichnungen und Fotos.
Versuchen Sie bei allen diesen Beschäftigungen und Aktivitäten auf frühere Interessen und Gewohnheiten aufzubauen, passen Sie sich an das Tempo des Erkrankten an und hören Sie auf, wenn er müde wird oder die Freude daran verliert.
Noch einmal sei gesagt, dass alle diese Tätigkeiten in spielerischer Form und möglichst lustbetont durchgeführt werden sollen und der Betroffene weder überfordert noch unterfordert werden soll.
Bedenken Sie auch, dass Dinge, die heute noch möglich sind, morgen vielleicht schon nicht mehr gelingen.

Die Übungen, die für diesen Leistungsbereich angegeben sind, können möglicherweise nicht mehr alle von Ihrem Angehörigen gelöst werden. Verzweifeln Sie deshalb nicht sofort, sondern versuchen Sie einfach die einzelnen Bereiche durch.
Sicher finden sich einige, die noch möglich sind.

Sollten Sie sich als Angehöriger oder Betreuer überfordert fühlen, scheuen Sie sich auch nicht professionelle Hilfe in Anspruch zu nehmen.

Literatur

Alle Aufgaben sind geistiges Eigentum der Verfasser oder in Anlehnung an folgende Literatur entstanden:

Bellmann, R. (1994)
Überlegen-Entscheiden
Gedächtnistraining in Themen
Der Mensch
Stuttgart, Memo

Brauer, H. et al. (1995)
Leitfaden Gedächtnistraining
Stuttgart, Memo

Evers, M. (1994)
Geselligkeit mit Senioren
Weinheim

Fischer, B. & Lehrl, S. (1992)
Gehirn Jogging
Mosaik

Gatterer, G. & Croy A. (2000)
Nimm dir Zeit für Oma und Opa
Geistig fit ins Alter
Gedächtnisübungen für ältere Menschen
Wien, Springer

Gatterer, G. & Croy A. (2002)
Geistig fit ins Alter
Neue Gedächtnisübungen für ältere
Menschen
Wien, Springer

Gatterer G. (Hrsg. 2003)
Multiprofessionelle Altenbetreuung.
Springer, Wien-New York

Gräßel, E. (1989)
Gehirnjogging nach Fischer B.& Lehrl S.
Übungsaufgaben für 14 Tage
Ebersberg, Vless

Halbach, A. (1995)
Gedächtnistraining in 10 Themen, Bd. 1
Stuttgart, Memo

Kolb, K. & Miltner, F. (2003)
Gedächtnis-Training
Gräfe u. Unzer

Kuh, M. et al. (1992)
Gedächtnistraining
Kuratorium deutsche Altenhilfe

Labisch, E. & Lepping, E. (1995)
Aktivierungstraining Bd. 2
Stuttgart, Memo

Normann, U. (1994)
Heiteres Gedächtnistraining
Stuttgart, Memo

Oswald, W.D. & Rödl, G. (Hrsg.) (1995)
Gedächtnistraining
Göttingen, Hogrefe

Rigling, P. (1993)
Hirnleistungstraining
Übungen zur Verbesserung der
Konzentrationsfähigkeit
Dortmund, Modernes Lernen

Stengel, F. (1984)
Heitere Gedächtnisspiele
Stuttgart, Klett

Stöhr, U. (1994)
Das Seniorenspielbuch
Weinheim

Tanklage, E. (2001)
Gedächtnistraining für Seniorengruppen
Weinheim und Basel, Beltz

Kontaktadressen

Die folgenden Adressen bieten Hilfe bei Demenzerkrankungen.
Die Auflistung erfolgt jedoch ohne Gewähr auf Vollständigkeit.

Alzheimer Angehörigengruppen und Beratung in Österreich

Zentrale Beratungsstellen

Beratung für Pflegende durch das Sozial-service des Bundesministeriums für Soziale Sicherheit und Generationen, österreichweit und kostenlos
Stubenring 1/3/185
1010 Wien
Tel.: 0800 20 16 22
E-mail: pflegetelefon@bmsq.gv.at

Sozialnotruf Wien Tel.: 533 77 77
MA 47 Betreuung zu Hause:
Information, Beratung, Hilfe

Aufnahme in ein Pflegeheim
MA 47, 1010 Wien, Schottenring 24
Tel.: 01/531 14-85 780

Psychosozialer Dienst
Fuchsthallergasse 18
1090 Wien
Tel.: 01/310 25 73 oder 310 25 74
     01/310 87 79 oder 310 87 80

Verein für Sachwalterschaft und Patientenanwaltschaft
Forsthausstraße 16–20
1200 Wien
Tel.: 01/330 4600
Fax: 01/330 4600–300
E-mail: verein@vsp.at

Österreichische Alzheimer Gesellschaft
Neurologisches Krankenhaus Rosenhügel
Riedelgasse 5
1130 Wien
Tel.: 01/88 000

Österreichische Alzheimer Liga
SMZ Baumgartner Höhe
1. Psychiatrische Abteilung
Tel.: 01/910 60 20 101
Fax: 01/910 60 20 109
E-mail: marion.kalousek@wienkav.at

Wichtige Adressen

Österreichische Alzheimer Gesellschaft
Alte Adresse:
Neurolog. Krankenhaus Rosenhügel
Riedelgasse 5
1130 Wien
Neue Adresse:
AKH Wien, Univ.-Klinik für Neurologie
Klein. Abteilung für Klinische Neurologie
Währinger Gürtel 18–20
1090 Wien

Österreichische Alzheimer Liga
3. Psychiatrische Abteilung
Psychiatrisches Krankenhaus
der Stadt Wien
Baumgartner Höhe 1
1145 Wien
Tel.: 01/91 060-20308
Fax: 01/91 060-49 852

Institut „Sicher Leben"
Zaunergasse 4
1030 Wien
Tel.: 01/715 66 44

Wien

Alzheimer Angehörige Austria
Selbsthilfegruppe
Obere Augartenstraße 26–28
1020 Wien
Tel.: 01/332 51 66
Fax: 01/334 21 41

Angehörigengruppe im SMZ-Ost
Psychiatrische Abteilung, Station 38
Langobardenstraße 122
1220 Wien
Tel.: 01/28 802-3038

Psychosozialer Dienst in Wien
Beratungszentrum für Angehörige von
älteren Menschen
mit psychosozialen Problemen
Fuchsthallergasse 18
1090 Wien
Tel.: 01/310 95 99-11

Psychiatrisches Krankenhaus der Stadt Wien
Tagesklinik 19/3
Baumgartner Höhe 1
1145 Wien
Tel.: 01/91 060-21 930

Niederösterreich

Hilfswerk Baden
Pergerstraße 15
2500 Baden
Tel.: 02252/86 260
Fax: 02252/86 260-7

Frau Gertrude Grabenwöger
Fichtenweg 5
2801 Katzelsdorf
Tel.: 02622/78 2 28
e-mail: grabe@utanet.at

Frau Hedwig Rauscher
Alter Ziegelweg 7-9
3430 Tulln
Tel.: 02273/61 9 16

**SHG St. Pölten, "Alzheimer und De-
menz-Kranke" NÖ Mitte**
Aö. Krankenhaus der Landeshauptstadt
St. Pölten, Abteilung für Neurologie
Probst Führer-Straße 4
3100 St. Pölten
Tel.: 02742/3000-3030

Dachverband der NÖ. Selbsthilfegruppen
Landhaus-Boulevard, Haus 4
Postfach 26
3100 St. Pölten
Tel.: 02742/22644
Fax: 02742/22686

NÖ. Landesnervenkrankenhaus Gugging
Geronto-Psychiatrische Abteilung
Hauptstraße 2, Maria Gugging
3400 Klosterneuburg
Tel.: 02243/90555-260 od. −214
Fax: 02243/90555/436

Burgenland

Frau Wilma Brauneis
Berggasse 9
7444 Klostermarienberg
Tel. u. Fax: 0261/23 91

Frau Barbara Riedl
Michael Urientgasse 5
7000 Eisenstadt
Tel. u. Fax: 02682/67381

Frau Ulrike Macher
7572 Rohrbrunn 19
Tel: 03383/31 77

Oberösterreich

Landes-Nervenklinik Wagner-Jauregg
Wagner Jauregg Weg 15
4020 Linz
Tel.: 0732/69 21-3100
Fax: 0732/69 21-207

Morbus Alzheimer Selbsthilfe
Wiesingerstraße 4
4820 Bad Ischl
Tel. u. Fax.: 06132/21 410
Homepage: http://www.mas.or.at
e-mail: masinfo@xpoint.at

**IGF (Integrierter Gesundheits- und
Sozialsprengel der Stadt Wels)**
Hans-Sachs-Straße 4
4600 Wels
Tel.: 07242/699-210 od. 211
Fax: 07242/699-201

Frau Chirstine Derfler
Grünmarkt 25
4400 Steyr
Tel.: 07252/45 494

Kärnten

Herr Reinhold Walcher
Josef Schmidstraße 22
9063 Maria Saal
Tel. u. Fax: 04223/23 39

LKH Wolfsberg
Med. Geriatrische Abteilung
Paul Hackhoferstraße 9
9400 Wolfsberg
Tel.: 04352/533-453
Tax: 04352/533-455

Frau Maria Wilhelm
Laubendorf 71
9871 Millstatt
Alzheimer-Handy: 0664/488 03 90

Dr. Feodorof
Gailtalklinik
9620 Hermagor

Frau Vally Rettl
Hauptplatz 23
9500 Villach

Steiermark

Landesnervenkrankenhaus Graz
Abt. f. Gerontopsychiatrie
Wagner-Jauregg-Platz 1
8011 Graz
Tel.: 0316/29 15 01-216 od. 215
Fax: 0316/29 41 91 585

Soziales Service Graz-Nord
Flosslendstraße 18
8020 Graz
Tel.. 0316/68 71 41
Fax : 0316/68 71 41-41
e-mail : Sozialesservicefl@sine.com

Psychosoziales Zentrum Graz-Ost
Hasnerplatz 4
8010 Graz
Tel.: 0316/67 60 76

Sozialmedizinisches Zentrum Liebenau
Liebenauer Hauptstraße 104
8041 Graz
Tel.: 0316/42 81 61

Sozial- und Begegnungszentrum
Maiffredygasse 4
8010 Graz
Tel.: 0316/38 21 31
Fax: 0316/38 23 88

Frau Veada Stoff
Amselgasse 11
8020 Graz
Tel.: 0316/27 55 75

Integrierter Sozialer u. Gesundheits-sprengel
Johann Böhmstraße 27
8605 Karpfenberg
Tel.: 03862/21 500-3
Fax: 03862/21 500

Krankenhaus der Barmherzigen Brüder
Neurologisch-Psychiatrische Abteilung
Bergstraße 27
8021 Graz
Tel.: 0316/5989-2000
Fax: 0316/5989-2005

Salzburg

Alzheimer-Angehörigen Gruppe
Landes-Nervenklinik Salzburg
Neurologische Abteilung
Ignaz Harrer-Straße 79
5020 Salzburg
Tel.: 0662/4483-3001
Fax: 0662/4483-3004

Landes-Nervenklinik Salzburg
Abteilung für Geriatrie
Ignaz-Harrer-Straße 79
5020 Salzburg
Tel.: 0662/4483-4131
Fax: 0662/4483-4134

Amt für Seniorenbetreuung
Magistrat Salzburg
St. Julien-Straße 20
5020 Salzburg
Tel.: 06223/28 80
Mobil: 0664/54 24 384

Sozialstation Rauchgründe
Innsbrucker Bundesstraße 36
5020 Salzburg

Selbsthilfe Salzburg
Faberstraße 19–23
5024 Salzburg
Tel.: 0662/88 89-258
Fax: 0662/88 89-492

Sozial- und Gesundheitszentrum Gnigl
„St.Anna"
Grazer Bundesstraße 6
5023 Salzburg
Tel.: 0662/649 140 DW 18
Mobil: 0664-99381 99
E-mail: e.peter@diakoniewerk.at

Tirol

Alzheimer Angehörigengruppe Tirol
Maximilianstraße 35
6020 Innsbruck
Tel.: 0512/577198

Univ. Klinik für Psychiatrie/Innsbruck
Anichstraße 35
6020 Innsbruck
Tel.: 0512/504-36 33 erreichb.: Fr. 10-12 Uhr

Frau Hannelore Mark
Weinberg 21a
6460 Imst/Tirol
Tel.: 05412/66 107

Bezirkskrankenhaus Kufstein
Abteilung Psychiatrie
Endach 27
6330 Kufstein
Tel.: 05372/6966-3805, Fax: 05372/64770

Bezirkskrankenhaus Kufstein
Abteilung Neurologie
Endach 27
6330 Kufstein
Tel.: 05372/6966-3405
Fax: 05372/6966-1934

Dr. Monika Kiener
Mitterweg 65a
6020 Innsbruck
Tel.: 0664/819 8880
E-mail: m.kiener@utanet.at
http://members.surfeu.at/agp

Agnes Wieser
Schulstraße 5
6161 Natters
Tel.: 0512/54 67 44

Osttirol

Gesundheitsprengel Lienz
Schweizergasse 10
9900 Lienz
Tel.: 04852/68466
Fax: 04852/69146
E-mail: gss.lienz@tirol.com

Gesundheits- und Sozialsprengel Nußdorf-Debant
und Umgebung
H. Gmeinerstraße 4
9990 Nußdorf-Debant
Tel.: 04852/64633
Fax: 04852/62222 75

Südtirol

Verein „ASAA" Alzheimer Südtirol Alto Adige
I-3900 Bozen
Tel.: +39/0471/90 98 88

Naz Pörnbacher
Stadtgasse 46
I-39031 Bruneck
Tel.: +39/0474/55 58 19

Vorarlberg

Sozialsprengel Hard
Ankergasse 24
6971 Hard
Tel.: 05574/83 3 87
Fax: 05574/74 5 44-4

LKH Rankweil
Beratung in der Psychiatrischen Ambulanz
Valdunastraße 16
6830 Rankweil
Tel.: 05522/403-266
Fax: 05522/403-464

Arbeitskreis für Vorsorge- und Sozialmedizin
Gemeinnützige Betriebs GmbH (AKS Bludenz)
Hermann Sandnerstraße 3/1
6700 Bludenz
Tel.: 05552/65035
Fax: 05552/65035-4

AKS Bludenz
Gruppe für Angehörige von verwirrten
Menschen
Judavollastraße 3a
6706 Bürs

**Arbeitskreis für Vorsorge- und Sozialme-
dizin**
Rheinstraße 51
Postfach 304
6901 Bregenz
Tel.: 05574/64 570

Praxisgruppe Bregenz
Kolumbanstraße 4
6900 Bregenz
Tel.: 05574/45 1 67 (täglich 9h-11h)

Alzheimer Angehörigengruppen und Beratung in Deutschland

Deutsche Alzheimer Gesellschaft
Friedrichstr.236 10969 Berlin
Tel.: 030-2593 795-0.
info@deutsche-alzheimer.de.
Alzheimer-Tel.: 01803-171017 (9 Cent/Min).
www.deutsche-alzheimer.de

Alzheimer Europa
www.alzheimer-europe.org

Regionale Alzheimer Gesellschaften in Deutschland

Alzheimer Gesellschaft Dresden e.V.
Marien-Krankenhaus
Selliner Straße 29
D-01109 Dresden
Tel.: 0351-8832221
Fax: 0351-8832212

Alzheimer-Angehörigen-Initiative e.V.
Brunnerstraße 5
D-10119 Berlin
Tel.: 030-44338741

Alzheimer Gesellschaft Berlin e.V.
Albrecht-Achilles-Straße 65
D-10709 Berlin
Tel.: 030-89094357

Alzheimer Gesellschaft Brandenburg e.V.
Tornowstraße 48
D-14473 Potsdam
Tel.: 040-472538
Fax: 0331-28268087

Alzheimer Gesellschaft Hamburg e.V.
Wandsbeker Allee 75
D-22041 Hamburg
Tel.: 040-472538, Fax: 040-68268087

Alzheimer Gesellschaft Lüneburg e.V.
Am Wienebüttelerweg 1
D-21339 Lüneburg
Tel.: 04131-601450
Fax: 04131-601409

Alzheimer Gesellschaft Norderstedt-Segeberg e.V.
Ochsenzoller Straße 85
D-22851 Norderstedt
Tel.: 040-52883430
Fax: 040-52883832

Alzheimer Gesellschaft Kreis Pinneberg e.V.
Rudolf-Breitscheid-Straße 40b
D-22880 Wedel
Tel.: 04103-15355, Fax: 04103-919664

Alzheimer Gesellschaft Stormarn e.V.
Woldenhorn 3
D-22926 Ahrensburg
Tel.: 04102-822222
Fax: 04102-822223

Alzheimer Gesellschaft Lübeck e.V.
Engelsgrube 70
D-23552 Lübeck
Tel./Fax: 0451-7071852

Alzheimer Gesellschaft Kiel e.V.
Starnbergerstraße 67
D-24146 Kiel
Tel.: 0431-789367

**Alzheimer Gesellschaft Oldenburg-Am-
merland e.V.**
Grüne Straße 28
D-26655 Westerstede
Tel.: 04488-859185
Fax: 04488-71123

Alzheimer Gesellschaft Hannover e.V.
Försterstieg 1 A
D-30916 Isernhagen
Tel.: 0511-7261505

**Alzheimer-Angehörigen-Selbsthilfe-
gruppe e.V.**
Feldstraße 69
D-32120 Hiddenhausen
Tel.: 05221-66779
Fax: 05221-67584

Alzheimer Gesellschaft Bielefeld e.V.
Schildescher Straße 99
D-33611 Bielefeld
Tel.: 0521-84347

Alzheimer Gesellschaft Mittelhessen e.V.
Geiersberg 15
D-35578 Wetzlar
Tel.: 06441-43742
Fax: 06441-43813

Alzheimer Gesellschaft Braunschweig e.V.
Obertor 20
D-38118 Braunschweig
Tel.: 0531-2565740
Fax: 0531-2565799

**Alzheimer Gesellschaft Sachsen-Anhalt
e.V.**
Sudenburger Wuhne 4
D-39112 Magdeburg
Tel.: 0391-6097597
Fax: 0391-6097203

**Alzheimer Gesellschaft Düsseldorf-Mett-
mann e.V.**
Bergische-Landstraße 2
D-40629 Düsseldorf
Tel.: 0211-9224201
Fax: 0211-9224266

Alzheimer Gesellschaft Kreis Neuss e.V.
Einsteinstraße 108
D-41464 Neuss
Tel.: 02131-84541
Fax: 02131-899656

Alzheimer Gesellschaft Dortmund e.V.
Kattenkuhle 49
D-44269 Dortmund
Tel.: 0231-724 6611

Alzheimer Gesellschaft Bochum e.V.
Universitätsstraße 77
D-44789 Bochum
Tel.: 0234-337772
Fax: 0234-332443

Alzheimer Gesellschaft Münster e.V.
Postfach 4008
D-48002 Münster
Tel.: 0251-780397, Fax: 0251-7640376

Alzheimer Gesellschaft Köln e.V.
Bartholomäus-Schink-Straße 6
D-50825 Köln
Tel.: 0221-5476

Alzheimer Gesellschaft Region Trier e.V.
Konstantinstraße 54
D-54329 Konz
Tel.: 06501-5476

Alzheimer Gesellschaft Siegen e.V.
Birkenweg 18
D-57234 Wilnsdorf
Tel.: 0271-390521
Fax: 0271-399878

Alzheimer Gesellschaft Westerwald e.V.
Heuweg 12
D-57610 Altenkirchen
Tel.: 02681-5945

Alzheimer Gesellschaft Frankfurt/M. e.V.
Heinrich-Hoffmann-Straße 10
D-60528 Frankfurt
Tel.: 069-63017180, Fax: 069-63015189

Alzheimer Gesellschaft Offenbach e.V.
Goerdeler Straße 5
D-63071 Offenbach
Tel.: 069-87876506, Fax: 069-80652079

Alzheimer Gesellschaft Wiesbaden e.V.
Am Alten Weinberg 32
D-65207 Wiesbaden
Tel.: 06122-76016
Fax: 06122-76016

Hilfen für Menschen mit dementiellen Erkrankungen im Landkreis Saarlouis e.V.
Kaiser-Wilhelm-Straße 4-6
D-66740 Saarlouis
Tel.: 06831-444244
Fax : 06831-444140

Alzheimer Gesellschaft Pfalz e.V.
Mundenheimer Straße 239
D-67061 Ludwigshafen
Tel.: 0621-569860
Fax: 0621-582832

Alzheimer Gesellschaft Baden-Württemberg e.V.
Büchsenstraße 34-36
D-70174 Stuttgart
Tel.: 0711-2264920
Fax: 0711-2264922

Alzheimer Initiative Baden-Baden/Rastatt
Schweigenrother Straße 8
D-76532 Baden-Baden
Tel.: 07221-91892

Alzheimer Gesellschaft München e.V.
Richard-Strauss-Straße 34
D-81677 München
Tel.: 089-475185
Fax: 089-4702979

Alzheimer Gesellschaft Mittelfranken e.V.
Adam-Klein-Straße 6
D-90429 Nürnberg
Tel.: 0911-266126
Fax: 0911-2876080

Deutsche Alzheimer Gesellschaft Landesverband Bayern e.V.
Pillenreutherstraße 41
D-90459 Nürnberg
Tel.: 0911-436949
Fax: 0911-435171

Alzheimer Gesellschaft Oberpfalz e.V.
Ziegetsdorfer Straße 36
D-93051 Regensburg
Tel.: 0941-9455937
Fax: 0941-9455937

Alzheimer Gesellschaft Würzburg Unterfranken e.V.
Füchsleinstraße 15
D-97080 Würzburg
Tel.: 0931-2031
Fax: 0931-203425

SpringerMedizin

Gerald Gatterer,
Antonia Croy

Leben mit Demenz

Praxisbezogener Ratgeber
für Pflege und Betreuung

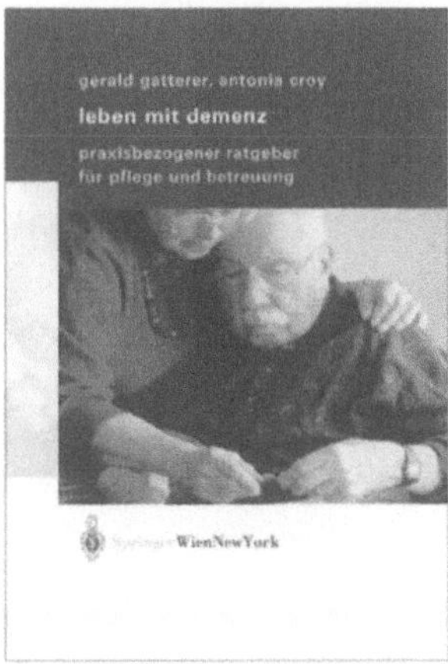

2004. Etwa 200 Seiten. Etwa 50 Abbildungen.
Broschiert **etwa EUR 34,–,** sFr 54,50
ISBN 3-211-00804-7
Erscheint voraussichtlich April 2004

Die demographische Entwicklung prophezeit uns: Wir werden alle älter. Die hinzugewonnene Lebenszeit kann aber oft ein Leben mit Krankheit, Behinderung und der Pflegeabhängigkeit von anderen Menschen sein. Dieses Handbuch beleuchtet das Leben mit einer dementiellen Erkrankung und stellt einen praxisorientierten Leitfaden für das Zusammenleben mit von Demenz betroffenen Personen dar. ´

Klar und verständlich werden die Ursachen der Erkrankung und Möglichkeiten für Diagnostik und Therapie besprochen. Fachleute aus den Bereichen Medizin, Pflege, Psychologie und Angehörigenbetreuung stellen praxisrelevante Lösungen für die im Verlauf der Erkrankung auftretenden Probleme, vom Erkennen der ersten Symptome bis hin zum Abschiednehmen, vor. Alle professionellen Helfer der Altenpflege sowie Betroffene und deren Angehörige erhalten einen detaillierten Überblick zur Betreuung und Versorgung von dementiell erkrankten Menschen. Ein Serviceteil bietet wichtige Kontaktadressen für Deutschland, Österreich und die Schweiz.

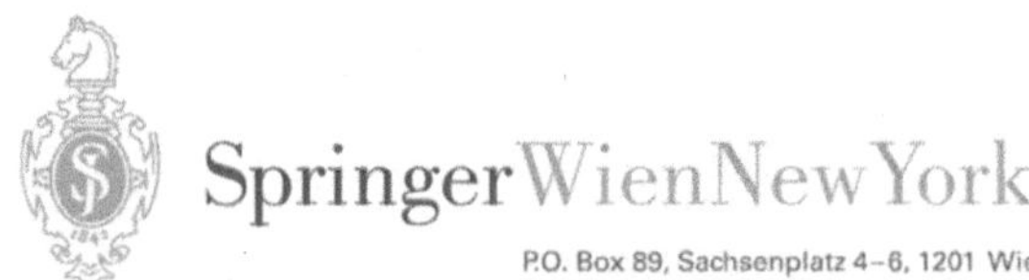

Springer WienNewYork

P.O. Box 89, Sachsenplatz 4–6, 1201 Wien, Österreich, Fax +43.1.330 24 26, e-mail: books@springer.at, Internet: **www.springer.at**
Haberstraße 7, 69126 Heidelberg, Deutschland, Fax +49.6221.345-4229, e-mail: orders@springer.de
P.O. Box 2485, Secaucus, NJ 07096-2485, USA, Fax +1.201.348-4505, e-mail: orders@springer-ny.com
Eastern Book Service, 3–13, Hongo 3-chome, Bunkyo-ku, Japan, Tokyo 113, Fax +81.3.38 18 08 64, e-mail: orders@svt-ebs.co.jp

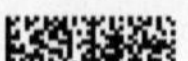